気道食道異物摘出マニュアル

日本気管食道科学会 編

金原出版株式会社

気道食道異物摘出マニュアル
作成委員会

委員長
平林　秀樹　　獨協医科大学耳鼻咽喉・頭頸部外科教授

委　員
金子　公一　　埼玉医科大学国際医療センター呼吸器外科教授
齋藤康一郎　　杏林大学医学部耳鼻咽喉科学教室教授
櫻井　一生　　藤田保健衛生大学医学部耳鼻咽喉科学教授
島田　英雄　　東海大学医学部付属大磯病院消化器外科教授
堀口　利之　　北里大学医療衛生学部言語聴覚療法学教授

執筆者（執筆順）
日野原　正　　獨協医科大学名誉教授
梅﨑　俊郎　　医療法人社団高邦会 福岡山王病院耳鼻咽喉科・音声嚥下センター部長
鮫島　靖浩　　熊本大学医学部附属病院耳鼻咽喉科・頭頸部外科講師
櫻井　一生　　藤田保健衛生大学医学部耳鼻咽喉科学教授
川田　研郎　　東京医科歯科大学大学院消化管外科学講師
河野　辰幸　　東京医科歯科大学大学院消化管外科学教授
中島　康晃　　東京医科歯科大学大学院消化管外科学准教授
多田　靖宏　　福島県立医科大学附属病院耳鼻咽喉科教授
中島　政信　　獨協医科大学第一外科准教授
加藤　広行　　獨協医科大学第一外科教授
吉岡　哲志　　藤田保健衛生大学医学部耳鼻咽喉科学教室講師
齋藤康一郎　　杏林大学医学部耳鼻咽喉科学教室教授
平林　秀樹　　獨協医科大学耳鼻咽喉・頭頸部外科教授
大上　研二　　東海大学医学部耳鼻咽喉科教授
坂井田麻祐子　三重耳鼻咽喉科副院長（三重県津市）
後藤　一貴　　獨協医科大学耳鼻咽喉・頭頸部外科講師
濱口　眞輔　　獨協医科大学麻酔科学講座教授
大谷　太郎　　獨協医科大学麻酔科学講座
佐野　光仁　　佐野耳鼻咽喉科院長（大阪府河内長野市）
高野　真吾　　国立国際医療研究センター病院耳鼻咽喉科・頭頸部外科
田山　二朗　　国立国際医療研究センター病院耳鼻咽喉科・頭頸部外科科長
川﨑　一輝　　国立成育医療センター器官病態系内科部呼吸器科医長
木田　博隆　　聖マリアンナ医科大学呼吸器内科助教
宮澤　輝臣　　聖マリアンナ医科大学呼吸器内科教授
古川　欣也　　東京医科大学茨城医療センター呼吸器外科教授
家根　旦有　　近畿大学医学部奈良病院耳鼻咽喉科教授
米倉　竹夫　　近畿大学医学部奈良病院小児外科教授
島田　英雄　　東海大学医学部付属大磯病院消化器外科教授
岩田　義弘　　藤田保健衛生大学医学部耳鼻咽喉科学教室講師
金子　公一　　埼玉医科大学国際医療センター呼吸器外科教授
佐藤　公則　　佐藤クリニック耳鼻咽喉科・頭頸部外科院長（大分県大分市）

序　文

　人が生きていく上で最も基本的で重要なことは，呼吸と嚥下（食べること）である。日本気管食道科学会が扱う気管，食道，および咽頭・喉頭は，この呼吸と嚥下という生命維持活動において最も基本的で重要な役割を担っている臓器である。それ故，呼吸や嚥下に伴う気道食道異物除去の歴史は，日本気管食道科学会の歴史そのものであり，異物症の取り扱いは，気管食道科医にとって最も重要な分野の一つである。昭和24年（1949年）に発足した日本気管食道科学会は，一貫して気道食道異物症に対する治療あるいは予防の啓発を大きな使命の一つとして発展してきた。実際，ゴムホーズキ等危険な玩具の製造販売禁止（昭和27年総会承認の異物防止運動），鉛筆キャップの先端穴あけを製造会社に要望，PTP薬剤包装の改良（平成6年総会承認の異物防止運動），「異物事故―それは他人事ではない」（昭和46年制作：日本気管食道科学会編）などの映画による異物事故に対する啓発運動といった対社会的活動を積極的に推進してきた。

　すべての異物症にはそれぞれのエピソードが存在する。乳幼児の気道異物はピーナッツなどの豆類が多く，高齢者では義歯など鉱物異物が多い。食道異物では，乳幼児はコインやボタンや電池，高齢者では義歯やPTPが多い。このように気道食道異物は病態が一様でなく，それぞれの症例毎に対処法が異なる。気道食道異物の摘出を担うすべての施設は異物症に対し責任ある最高のトレーニングと経験を積んだチームを作るだけでなく，異物に関する広報も行うべきである。

　日本気管食道科学会が貢献してきた事業の一つに，前述の活動に加え，関連分野における「マニュアル作成」が挙げられる。すでに「外科的気道確保マニュアル」が発刊されているが，この度「気道食道異物摘出マニュアル」が完成した。各分野のエキスパートより様々な異物診療に関する診断法，摘出法の選択，摘出手技，合併症とその対策など，幅広い経験を執筆頂き，お互いの知識経験を共有することにより，より良い異物診療を目指し，その診療技術を後世に伝えるとともに，加えて先達が培ってきた技を伝授することも目的として企画したものである。一方で，異物診療は確固たるエビデンスが存在しないため，ガイドラインとしてではなく各領域からのマニュアルとしてまとめることとなった。

気道食道異物摘出に関わる診療科は，耳鼻咽喉科，食道外科，呼吸器内科，呼吸器外科，小児科，小児外科，救急外科，麻酔科など非常に多岐にわたり，各施設内で迅速かつ有機的な診療体制で臨まなければ患者は不幸な転帰を辿る可能性が高い，きわめて緊急性を要する病態である。特に気道異物の場合，乳幼児や高齢者の占める割合が高く，気道閉塞から窒息に至った場合などは，一刻の猶予もない緊急事態である。そのような事態に遭遇し治療に当たらなければならない時，各領域の経験豊富なエキスパートによる「気道食道異物摘出マニュアル」が手元にあればどれだけ心強いことであろう。気道食道異物診療に携わるすべての医療関係者にとって，まさに「最強の助っ人」としてのマニュアル作成を目指し，完成に至ったものである。

　具体的には，気道異物，食道異物のそれぞれに対するリスクマネージメントやインフォームドコンセント，診断法，特に重要である摘出手技に関しては，気道食道異物それぞれの解剖学的位置によるアプローチの違い，小児と成人との違いなど，病態に応じた様々な治療（摘出）法について，それぞれのエキスパートに解説して頂いた。各施設での症例が必ずしも多い病態ではないため，時に出現するエキスパートによる匠の技が一子相伝で伝えられてきた感もあり，そのため一人のエキスパートがいなくなった途端，異物摘出患者を受けられなくなった施設も存在する。緊急性の高い患者が迅速にしかるべき施設に搬送され適切な治療を受けられないために，尊い命が失われる程，悲しいことはない。このマニュアルはその重要性に鑑みて，読者対象は日本気管食道科学会会員だけでなく，広く異物診療に携わる医療従事者とし，これらすべての人々が活用できるものを目指した。本書が，初期診療に携わる開業医などの実地医家から，高度な診療体制を擁する専門病院の医師まで幅広く活用され，多くの患者さんの治療に大いに寄与することを，切望してやまない。

2015 年 10 月

日本気管食道科学会
第 11 代理事長　桑野　博行
群馬大学大学院医学系研究科病態総合外科学（第一外科）教授

発刊によせて エキスパートの経験と最新の知識を網羅

　このたび日本気管食道科学会より，学会作成マニュアルの第2弾「気道食道異物摘出マニュアル」が刊行される運びとなりました。ご尽力いただいた平林秀樹委員長をはじめ委員，執筆者ならびに金原出版に感謝いたします。

　日本気管食道科学会の歴史は，まさに日本における気道食道異物摘出術の歴史でもあります。本学会創始者ともいえる小野譲先生は，米国のジェファーソン大学を卒業され，高名なジャクソン教授に師事したのちに帰国されました。その後は，慶應義塾大学の客員教授にご就任のうえ，ジャクソン式直達鏡とその操作術の普及に努められました。1949年に慶應病院において気道食道検査の講習会を開催し，これを契機に本学会が設立されました。本学会の初代会長は，小野先生が務められています。小野先生は，救急で運ばれてきた気道異物患者の摘出術を自宅の玄関先で行われたことがあるともお聞きしています。事実かどうかは別として，先生の気道異物症に対する並々ならぬ思い入れを垣間見る逸話です。先の第64回日本気管食道科学会が慶應義塾大学の小川郁教授を会長として開催された際に，小野先生が摘出された実際の異物のコレクションが展示されていましたが，多種多様な異物があり，感嘆して拝見したのを思い出します。

　このような歴史のもとに，エキスパートのご経験と最新の知識が網羅された本マニュアルは会員をはじめ関係各位にとって気道食道異物症の診療に際して欠かすことのできないものとなると確信しています。

日本気管食道科学会
第10代理事長　久　育男
京都学園大学健康医療学部言語聴覚学科教授

発刊によせて 66年間の英知の結集

　このたび日本気管食道科学会より，学会作成マニュアルの第2弾「気道食道異物摘出マニュアル」が刊行される運びとなりました。委員の先生方，執筆をいただいた諸先生方，金原出版の方々に厚く御礼申し上げます。

　6年前に本学会発行のマニュアルとして初版の「外科的気道確保マニュアル」が作成され好評を得ました。今回は，気道食道異物に関するテーマで，まさに66年前の本学会設立時理念，すなわち内視鏡の普及に合致するものであります。加えて耳鼻咽喉科，外科，内科，小児科，放射線科などの先生方が，それぞれの専門分野における知識を結集して学会としてのこのようなマニュアルを作成するという活動は，まさに組織横断的で学際的な本学会の存在意義そのものであると思われます。

　本学会の専門医制度は長い歴史のもとに存在しております。専門医制度そのものの動向が不透明な部分もありますが，学会をとおして専門性の高いこのような立派なマニュアルを作成し医療の方向性を示していくことは，国民のためにも必要なことと考えます。

　気管食道科領域の第一線の先生方の英知の結集ともいえる本マニュアルが，日常の医療において多くの医師に有効に利用されることを願っております。

　最後に関係各位のご努力に改めて感謝いたします。

日本気管食道科学会
第9代理事長　甲能　直幸
杏林大学医学部付属病院耳鼻咽喉科・頭頸科教授

発刊によせて 異物症例に遭遇するまえに通読を

　気道食道異物はヒポクラテスの時代からあったと言われています。大昔の人も気道食道異物に苦しめられていたことと思います。

　わが国で異物の話が記録に残されているのは「古事記」の天孫降臨に出てくる「海幸彦，山幸彦」の釣り針異物の物語が最初であると日野原は述べています。さらに，古来からのわが国並びに中国の治療法が紹介されていて興味深いものです。

　日本気管食道科学会は1949年の設立ですが，その設立の目的の一つが「気管食道異物の摘出術の教育・普及」にあったとのことです。学会誌でも特集が組まれ，博士論文と思われる文献も数多く記載されています。学術会議でもパネルディスカッション，ワークショップ等で何度も取り上げられていますし，また，教育セミナーでも講演が行われています。気管食道科学会の，古くて新しいメインテーマの一つです。もちろん，耳鼻咽喉科を中心とした商業誌でも時々特集が組まれています。日常診療で頻繁に遭遇する疾患ではありませんが，年に数例は経験するものと思います。忘れた頃にやって来る"災難"のようなものであり，しっかり勉強して適切な治療を行わないと医療訴訟ともなりかねません。

　異物の好発年齢は幼少時と老年期の二峰性を示すことが知られていますが，少子高齢化が進むと共に老年期のピークがやや高くなりつつあるようです。

　異物の種類もそれにつれて，また，時代と共に変化をみせています。貨幣やボタンなどがやや減少し，義歯などが増加しつつあるようです。新製品の開発でPTP（錠剤の包装）やこんにゃくゼリーなどが問題となっています。気道と食道では異物の種類も少し異なるようです。餅やこんにゃくゼリー，ピーナッツ等は食道異物にはなり得ません。また，魚骨では，鯛，ブリなどの太い骨は食道入口部や第2生理的狭窄部に多いのですが，ウナギ，イワシなどの細い骨は扁桃など中下咽頭に好発するようです。魚骨の大部分は直視下に発見し得る中咽頭にありますが，下咽頭の奥はファイバースコープが必要となります。消化管用の内視鏡は明るく観察し易いので一度お試し下さい。地域によっても魚の種類も異なります。外国では鳥や獣が多く，フィリピンやインドネシアではアヒルの孵化直前の卵を食べる習慣があり，そのクチバシが異物となるとのことです。

興味ある異物も幾つかあり，日本消化器内視鏡学会の報告ですが，"ニワトリの卵を集めていたら一つ破れていたので黄身だけを飲んだ。その後，水も飲めなくなり，翌日近医を受診し内視鏡検査を受けたところ，気管分岐部付近の食道に真黄色の卵黄が貼り付いていて，生検鉗子で突き破った"との事でした。その卵黄の鮮明で艶々した黄色は今でも眼に焼き付いています。別の症例で，数日前から食事ができなくなったとの事で受診されました。内視鏡を注意深く挿入すると食道入口部に白苔の付着した褐色調の腫瘍が認められました。見たことの無い変わった腫瘍だと思いましたが，生検を行うとスジっぽいものがボロボロと取れてきて肉片である事が分かり，内視鏡で突き落としました。唐揚げを食べた後からつかえたとの事でした。生検組織が病理に回り，"肉腫だと思われますが，特染しています"という返事をいただきびっくりしました。もう1例を紹介しますと，両側に鉤のある部分義歯が第2生理的狭窄部に嵌頓して来院され，耳鼻咽喉科で硬性鏡を用いて2時間頑張ったが取れず外科へ手術を依頼されました。小生の若い頃で，ファイバースコープを用いて食道壁を押し，片方の鉤が抜けたところでこれにスネアをかけてゆっくりと胃内まで誘導し，シリコーンラバーチューブの外筒をかぶせた内視鏡を再挿入し，義歯をチューブ内に収容して抜去しました。食道穿孔，両側気胸となりましたが，2週間の入院で無事退院されました。

　第2狭窄部に嵌頓した部分義歯は大動脈穿孔を来すことがあるので十分注意してください。左右に嵌頓しているものは大部分が大丈夫ですが，特に前後方向に嵌頓しているもの，斜めで下の鉤が壁に刺さっているものなど，CTで十分に検討してください。長期経過して縦隔膿瘍を形成しているものも極めて危険です。厳重なインフォームドコンセントをお願いしたいと思います。

　本マニュアルを通読されること，異物症例に遭遇したら，手を出す前にもう一度本書に目を通すことをお勧め致します。

日本気管食道科学会
第8代理事長　幕内　博康
東海大学医学部付属病院本部長

目　次

序　文 .... 桑野　博行
発刊によせて　エキスパートの経験と最新の知識を網羅 .... 久　　育男
発刊によせて　66年間の英知の結集 .... 甲能　直幸
発刊によせて　異物症例に遭遇するまえに通読を .... 幕内　博康

1章　総論

1　気道食道異物摘出の歴史 .... 日野原　正　2
　Ⅰ．わが国における異物摘出の歴史　2
　Ⅱ．気道食道異物摘出に尽力された3先生の功績　4

2　九州大学における気道食道異物摘出の歴史 .... 梅崎　俊郎　6

3　異物診療の変遷
　　　—時代の変化と異物症 .... 鮫島　靖浩　9
　Ⅰ．気道異物　9
　Ⅱ．食道異物　12

2章　診断・対策

1　気道異物摘出のリスクマネージメント .... 櫻井　一生　18
　Ⅰ．学会のガイドラインにあるリスクマネージメントとは　18
　　1　気道異物摘出のシステム作成　18
　　2　法的医療水準の整備　18
　Ⅱ．気道異物摘出術で心がけること　19
　　1　気道異物摘出術を行う際の心構え　19
　　2　気管支鏡の適応　19
　　3　治療手技の選択　19
　　4　機器および術前の準備　20
　　5　術中の管理　20
　　6　術後の管理　20
　　7　併発症・偶発症に対しての対応　21
　Ⅲ．気道異物摘出術の適応と禁忌　21
　Ⅳ．前準備とインフォームドコンセント　21

2 食道異物摘出のリスクマネージメント　　　　　　川田　研郎・河野　辰幸・中島　康晃　22
　Ⅰ．ガイドラインとリスクマネージメント　22
　Ⅱ．食道異物のバックグラウンド　23
　Ⅲ．食道異物摘出法の選択　24
　　1 外科的処置の適応　25
　　2 内視鏡的摘出術の適応　25
　Ⅳ．食道異物摘出の準備と前処置　25
　　1 前処置・鎮静　26
　　2 処置具の準備　26
　　3 粘膜損傷防止機器　27
　　4 全身麻酔下彎曲型喉頭鏡展開による異物摘出　27

3 気道異物摘出のインフォームドコンセント　　　　　　多田　靖宏　30
　Ⅰ．気道異物摘出におけるインフォームドコンセントの必要性　30
　Ⅱ．気道異物摘出におけるインフォームドコンセントの実際　30
　　1 気道異物摘出術におけるICの方法　30
　　2 気道異物摘出術におけるICの内容　31
　Ⅲ．説明文書と承諾書の事例　32

4 食道異物摘出のインフォームドコンセント　　　　　　中島　政信・加藤　広行　35
　Ⅰ．食道異物摘出におけるインフォームドコンセントの必要性　35
　　1 疾患背景　35
　　2 病態に応じたインフォームドコンセント　35
　Ⅱ．食道異物摘出におけるインフォームドコンセントの実際　36
　　1 小児の食道異物（リチウム電池誤飲）に対するインフォームドコンセント　36
　　2 高齢者の食道異物（有鉤義歯誤飲）に対するインフォームドコンセント　37

5 気道異物の診断　　　　　　吉岡　哲志　41
　Ⅰ．問　診　41
　Ⅱ．所見・検査所見　41
　　1 基本診察　41
　　2 気管支鏡検査　42
　Ⅲ．画像診断　42
　　1 画像診断の位置づけ　42
　　2 単純X線検査　42
　　3 CT検査　44
　　4 MRI検査　51
　　5 他の画像診断　52

6 食道異物の診断　　　　　　齋藤　康一郎　54
　Ⅰ．背　景　54

Ⅱ．病歴聴取　*54*
　Ⅲ．内視鏡検査　*55*
　Ⅳ．画像診断のポイント　*55*
　　1 単純X線検査　*55*
　　2 CT検査　*55*
　Ⅴ．その他　*56*

7 気道異物摘出の併発症・偶発症とその対策 ……………… 平林　秀樹　*58*
　Ⅰ．喉頭異物での併発症・偶発症とその予防　*58*
　Ⅱ．気管・気管支異物の併発症・偶発症とその予防と対応　*60*
　Ⅲ．直達鏡挿入法　*61*
　Ⅳ．鉗子の種類と鉗子操作の注意点　*61*
　Ⅴ．摘出時の注意　*62*
　Ⅵ．硬性気管支鏡の抜去　*62*
　Ⅶ．軟性内視鏡での異物摘出　*62*
　Ⅷ．診断が遅れる要因　*63*
　Ⅸ．気道異物にかかわる医事紛争　*64*

8 食道異物摘出の併発症・偶発症とその対策 ……………… 大上　研二　*68*
　Ⅰ．食道異物における併発症・偶発症　*68*
　Ⅱ．内視鏡下摘出における偶発症　*69*
　Ⅲ．直達鏡下摘出における偶発症　*69*
　Ⅳ．症　例　*73*
　Ⅴ．食道異物にかかわる医事紛争　*74*

9 小児気道異物予防の啓発 ……………………………………… 坂井田　麻祐子　*77*
　Ⅰ．幼稚園・保育園への啓発活動　*77*
　　1 背　景　*77*
　　2 講演に至る経緯　*77*
　　3 保護者・保育者への啓発講演　*78*
　　4 保護者からのアンケート　*82*
　　5 講演後のモデル園の取り組み　*82*
　Ⅱ．小児科との連携，地域との連携　*82*
　Ⅲ．今後の取り組み　*83*

10 高齢者気道異物の対策 ……………………………………… 後藤　一貴　*85*
　Ⅰ．嚥下機能と異物　*85*
　　1 高齢社会　*85*
　　2 わが国の主な死因　*86*
　　3 摂食嚥下のメカニズム　*86*
　　4 サルコペニアと嚥下障害　*87*
　　5 加齢に伴う嚥下機能の低下と異物　*88*
　Ⅱ．高齢者への対応　*90*

3章 手技

1 気道異物摘出術の麻酔 ……………………………… 濱口　眞輔・大谷　太郎　94
　　Ⅰ．気道異物摘出術麻酔時の留意点　94
　　Ⅱ．術前評価と術前診察　94
　　Ⅲ．麻酔の準備　95
　　Ⅳ．吸入麻酔/全静脈麻酔による麻酔　96
　　　1 麻酔導入　96
　　　2 術中管理　96
　　　3 麻酔上の注意点　97
　　Ⅴ．声門上器具を用いた麻酔　98
　　　1 ラリンジアルマスク　98
　　　2 その他の声門上器具　99
　　Ⅵ．HFJV を用いた麻酔　100

2 小児喉頭・下咽頭異物摘出の実際 ……………………………… 佐野　光仁　102
　　Ⅰ．適　応　102
　　　1 喉頭異物摘出の適応　102
　　　2 下咽頭異物摘出の適応　102
　　Ⅱ．前準備　102
　　　1 問　診　102
　　　2 単純 X 線検査　102
　　　3 CT 検査　102
　　　4 インフォームドコンセント　103
　　Ⅲ．準備する機器　103
　　Ⅳ．麻　酔　103
　　Ⅴ．手技の実際　104　Chapter 2
　　　1 下咽頭異物　104
　　　2 喉頭異物　107

3 成人咽頭・喉頭異物摘出の実際 ……………………………… 後藤　一貴　109
　　Ⅰ．適　応　109
　　Ⅱ．診察，検査　109
　　Ⅲ．前準備　110
　　Ⅳ．準備する機器　110
　　Ⅴ．麻　酔　111
　　Ⅵ．手技の実際　112
　　　1 上咽頭異物　112
　　　2 中咽頭異物　112
　　　3 下咽頭異物　114
　　　4 喉頭異物　116
　　Ⅶ．軟性鏡・硬性鏡の使い分け　117

- Ⅷ．術後処置　*118*
  - 1 外来レベルで摘出できた場合　*118*
  - 2 入院を要した場合　*118*

4 小児気管・気管支異物
─耳鼻咽喉科での摘出の実際　高野　真吾・田山　二朗　*119*

- Ⅰ．適　応　*119*
- Ⅱ．前準備　*119*
- Ⅲ．準備する機器　*119*　Chapter 3-1
- Ⅳ．麻　酔　*122*
- Ⅴ．手技の実際　*122*　Chapter 3-2〜4
- Ⅵ．軟性鏡・硬性鏡の使い分け　*123*
- Ⅶ．術後処置　*123*

5 小児気管・気管支異物
─小児科での摘出の実際　川﨑　一輝　*124*

- Ⅰ．適　応　*124*
- Ⅱ．前準備　*124*
  - 1 小児例の診断のポイント　*124*
  - 2 内視鏡検査までの注意事項　*124*
- Ⅲ．準備する機器　*125*
- Ⅳ．手技の実際　*125*
  - 1 軟性気管支鏡による診断　*125*
  - 2 硬性気管支鏡による摘出　*126*
  - 3 軟性気管支鏡による観察　*128*
- Ⅴ．軟性鏡・硬性鏡の使い分け　*128*
- Ⅵ．術後処置　*128*

6 成人気管・気管支異物
─呼吸器内科での摘出の実際　木田　博隆・宮澤　輝臣　*129*

- Ⅰ．適　応　*129*
- Ⅱ．前準備　*129*
  - 1 問　診　*129*
  - 2 身体診察　*129*
  - 3 単純X線検査　*129*
  - 4 CT検査　*129*
  - 5 気管支鏡検査　*130*
  - 6 インフォームドコンセント　*130*
- Ⅲ．準備する機器　*130*
- Ⅳ．麻　酔　*130*
- Ⅴ．手技の実際　*130*
  - 1 軟性気管支鏡での摘出例　*130*

2 硬性気管支鏡補助下軟性気管支鏡での摘出例　*132*
　　　3 硬性気管支鏡での摘出例　*133*
　Ⅵ．軟性気管支鏡・硬性気管支鏡の使い分け　*135*
　Ⅶ．術後処置　*136*

7 成人気管・気管支異物
　　―呼吸器外科での摘出の実際　　　　　　　　　　　　　　　古川　欣也　*137*
　Ⅰ．適　応　*137*
　Ⅱ．前準備　*138*
　　　1 問　診　*138*
　　　2 単純X線検査　*138*
　　　3 CT検査　*138*
　　　4 インフォームドコンセント　*138*
　Ⅲ．準備する機器　*139*
　　　1 軟性気管支鏡下摘出で用いる機器　*139*
　　　2 硬性気管支鏡下摘出で用いる機器　*139*
　Ⅳ．麻　酔　*141*
　　　1 軟性気管支鏡下摘出時の麻酔法　*141*
　　　2 硬性気管支鏡下摘出時の麻酔法　*141*
　　　3 実際の麻酔法の手順　*141*
　Ⅴ．手技の実際　*142*
　　　1 硬性気管支鏡下異物摘出術の実際の手順　*142*
　　　2 開胸手術を回避できた症例　*142*
　Ⅵ．軟性気管支鏡・硬性気管支鏡の使い分け　*148*
　Ⅶ．硬性気管支鏡下異物摘出時の術後管理とフォローアップ　*149*

8 小児食道異物摘出の実際　　　　　　　　　　　家根　旦有・米倉　竹夫　*151*
　Ⅰ．適　応　*151*
　Ⅱ．摘出方法の選択（硬性食道鏡か，ファイバースコープか）　*152*
　Ⅲ．前準備　*152*
　　　1 問　診　*152*
　　　2 症　状　*153*
　　　3 画像検査　*153*
　Ⅳ．準備する機器　*153*
　　　1 硬性食道鏡　*153*
　　　2 ファイバースコープ　*154*
　　　3 バルーンカテーテル，マグネットカテーテルなど　*154*
　Ⅴ．麻　酔　*154*
　Ⅵ．手技の実際　*155*
　　　1 硬性食道鏡（右利きの場合）　*155*
　　　2 ファイバースコープ　*155*
　Ⅶ．外切開のタイミング　*156*

Ⅷ．術後処置　*157*

9　成人食道異物摘出の実際　　　　　　　島田　英雄　*158*
　Ⅰ．適　応　*158*
　Ⅱ．前準備　*158*
　　1 問　診　*158*
　　2 単純X線検査　*158*
　　3 CT検査　*158*
　　4 内視鏡検査　*159*
　　5 インフォームドコンセント　*159*
　Ⅲ．準備する機器　*159*
　　1 内視鏡　*159*
　　2 異物回収に必要な処置具　*159*
　　3 食道・咽頭損傷防止に必要な器具　*160*
　Ⅳ．麻　酔　*162*
　Ⅴ．手技の実際　*162*
　　1 食物塊の摘出　*162*
　　2 PTPの摘出　*164*
　　3 魚骨の摘出　*165*
　　4 義歯の摘出　*166*
　Ⅵ．外科手術の適応　*167*
　Ⅶ．術後処置　*167*

10　頸部外切開による異物摘出の実際　　　岩田　義弘・櫻井　一生　*168*
　Ⅰ．適　応　*168*
　Ⅱ．前準備　*168*
　　1 問　診　*168*
　　2 単純X線検査　*168*
　　3 CT検査　*168*
　　4 インフォームドコンセント　*169*
　Ⅲ．準備する機器　*170*
　Ⅳ．麻　酔　*170*
　Ⅴ．手技の実際　*170*
　Ⅵ．術後処置　*172*

11　開胸による異物摘出の実際　　　　　　金子　公一　*173*
　Ⅰ．適　応　*173*
　Ⅱ．前準備　*173*
　　1 問　診　*173*
　　2 単純X線検査　*174*
　　3 CT検査　*174*
　　4 気管支鏡検査　*174*
　　5 インフォームドコンセント　*174*

6 手術の準備　*174*
　Ⅲ．準備する機器　*174*
　Ⅳ．麻　酔　*175*
　Ⅴ．手技の実際　*175*
　　　1 気管支切開　*176*
　　　2 肺葉切除　*177*
　Ⅵ．術後処置　*177*

12 耳鼻咽喉科診療所における異物摘出の実際　……………………佐藤　公則　*178*
　Ⅰ．適　応　*178*
　　　1 異物の部位と性状・形状　*178*
　　　2 麻酔法　*178*
　　　3 用いる機器　*178*
　Ⅱ．前準備　*178*
　　　1 問　診　*178*
　　　2 視　診　*179*
　　　3 経鼻的ビデオエンドスコープ（電子内視鏡）検査　*179*
　　　4 CT検査　*181*
　Ⅲ．準備する機器　*182*
　　　1 ビデオエンドスコープ　*182*
　　　2 鉗　子　*183*
　Ⅳ．麻　酔　*183*
　Ⅴ．手技の実際　*184*
　　　1 患者の体位と内視鏡挿入法　*184*
　　　2 異物摘出時の鉗子の使い方とコツ　*185*
　　　3 上咽頭異物摘出術　*186*
　　　4 中咽頭異物摘出術　*186*　Chapter 7-1
　　　5 喉頭異物摘出術　*186*　Chapter 7-2
　　　6 気管異物摘出術　*186*
　　　7 下咽頭（梨状陥凹・後壁）異物摘出術　*187*　Chapter 7-3
　　　8 経鼻挿入による下咽頭輪状後部あるいは食道異物へのアプローチ　*187*
　　　9 下咽頭輪状後部あるいは食道異物摘出術　*187*　Chapter 7-4
　　　10 ビデオエンドスコープによる下咽頭輪状後部あるいは食道異物摘出術の利点　*188*
　　　11 ビデオエンドスコープによる下咽頭輪状後部あるいは食道異物摘出術の限界　*190*
　Ⅵ．術後処置　*190*

索　引 …………………………………………………………………………………… *192*
動画DVD

1章 総論

1 気道食道異物摘出の歴史

I わが国における異物摘出の歴史

　気道食道の異物は人類の歴史とともにあり，その摘出に苦慮したことは先人の古文書にも記録されている。わが国における異物の話の初出は，『古事記』の海彦，山彦の項の「魚の釣り針異物」であろう。古典，古医書に見られる「異物」にあたる文字は，牟須，噬，哽咽，哽噎，哽塞，骨哽などが当てられている。そして現在の「異物」の文字が使われるようになったのは近年のことで，明治5年刊の半井成質著『外科拾要』に初めて「異物哽塞」と記されているのが初出である（**表1, 2**）。

　直達鏡の開発ならびに光源の活用が未成熟であった近世に至るまでの異物摘出の手法は，いわゆる民間療法に留まるが，その主旨には科学的根拠があり現代でも通ずるものがある。例えば，1803年刊の脇坂義堂著『撫育草』に"もちの咽に詰まりたるに一番に酢を呑むべし"とあり，1862年刊の暁晴著『雲錦随筆』に"餅飯などの咽に詰まりたるは，大根おろしの搾り汁を飲むべし，忽ちに通ず"とあり，いずれも粘膜刺激による吐出を期したものである。

　また，井原西鶴（1642〜93）没後の翌1694年に上梓された『西鶴織留』には，知恵者による数珠の玉を使った釣り針摘出の記述があり，その着想の妙に感嘆する。以下，その要旨を抜粋する。

　「（前略）はぜ釣り舟に出でし人，酒に乱れて後，釣りたるはぜを丸焼きにして食うことに，俄に咽を苦しめける。宿に帰り医者に見せてもはかどらず，折しも彼の工夫者の通りけるに，このことを語りければ，"是れは即座にぬく事ぞ"と言いて，細かなる数珠の玉をとき，かの釣り糸にひとつひとつ通しかけて，その後糸をしめ，しづかにしゃくりける程に，何の子細もなく抜きける。」

　このことは，何にでも創意工夫が必要で，既存の方法に満足してはいけないことを教えてくれている。

　時代は移り，わが国は明治2年，医学の範をオランダからドイツ医学に求めることに決し，以降近代医学の恩恵に浴することとなった。

　わが国における気管食道科領域の診療は，久保猪之吉教授（1874〜1939）によって創始された。久保は明治36年（1903）6月，命ぜられてドイツに留学，フライブルグ大学でキリアン教授（Gustav Killian, 1860〜1921）に師事し，明治40年（1907）1月に帰国し，京都帝国大学福岡医科大学教授として耳鼻咽喉科を主宰，キリアン式直達鏡を駆使して診療した。その後，明治43年（1910），千葉真一（1880〜1964）がドイツからブリューニング式直達鏡を持ち帰り，気管食道科領域の診療の実を挙げられた。ここではその詳記を他書に譲り，米国の気管食道科学の嚆矢ジャクソン教授（Chevalier Jackson（1865〜1958））の業績と，同教授に師事した小野譲先生の功績，ならびに聖路加国際病院で気管食道科診療を実践された瀧野賢一先生の業績について記すこととする。

898〜901年	僧 昌住『新撰字鏡』 　　牟須 嗌 烏薫反噎也 不能飲也	1669年	山脇道円『増補下学集』 　　哽咽 食塞也 哽
931〜938年	源 順『和名類聚鈔』 　　哽咽 哽噎亦作咽 无須 食塞也		咽（むす） 　　唾液や物がのどにひっかかって
984年	丹波康頼『医心方』第25巻小児門 　　食肉骨哽 食魚骨哽 食李梅輩哽 　　食髮繞咽 食草芥咽 　　誤呑銭（針・鈎・刀・竹木など）	1686年	息がつまる　むせる　むせぶ 蘆川桂州『病名彙解』 　　骨鯁 咽に魚鳥の骨のたつこと也 　　鯁＝魚骨　（同意語）＝骨哽,骨髓
1801年	丹波雅忠『医略抄』 　　魚骨哽 誤呑針	1873(明治6)年	半井成質『外科拾要』（全8冊翻訳書） 　　咽頭異物哽塞
1574年	曲直瀬道三『啓迪集』 　　穀賊　穀芒を呑みたるを……	1875年	喉頭気管支異物哽塞 石黒忠悳『外科説約』 　　気管異物竄入
		1880年	佐藤 進『外科各論』 　　気道の異物

表1 ■「異物」という文字の変遷

712年	『古事記』上巻	1803年	脇坂義堂『撫育草』育児の書
720年	『日本書紀』神代下 　　海神が魚の鈎,除去の記あり		銭……のりを溶きて呑む 餅……一番に酢を呑むべし
1081年	丹波雅忠『医略抄』		骨……人の爪を煎じ用う
	魚骨哽方┐┌鳥羽焼末　水服半銭 宍骨哽方├┤魚網を焼服用　覆頭 雑哽方　┘└白雄鶏左右翼大毛各一枚 　　　　　　醬油一升服之　酒服用		鳥の黒焼を水で飲む 榎の実を粉にし用う 南天の葉を煎じ用う
	呑水蛭方　馬蓼汁服用 小児誤呑針方　呑慈棗大立出 小児魚骨哽方　以大刀鐶摩喉二七過長	1806年	伴蒿蹊『閑田次筆』 　　小児銭咽に滞りて死す,痛ましき哉 　　烏芋を多く喰へばとろけ下る 　　或は銭ゆがみて降り滞らず
1574年	曲直瀬道三『啓迪集』 　　穀賊……穀芒を呑みたるを	1819年	越邑徳基『瘍科精選圖鮮』第15葉 　　取出鐵骨　諸物鯁咽喉具
1608年	鷹取秀次『外療細薀』 　　喉物立治方	1831年	松浦静山『甲子夜話』巻37ノ7 　　骨鮫痛………魚の骨を頂上に置く
1679〜1696年	『医方問余』 骨哽治法	1837年	本間棗軒『瘍科秘録』 　　碁石摘出
1694年	井原西鶴『西鶴織留』 　　工夫者による鉤針除去（後記）	1845年	松屋久重『松屋筆記』 　　喉の魚骨……酢味噌をゆるく製して
1722年	寺島良安『済生宝』 　　骨に小肢あり喉の管に跨れば…… 　　素麵を煮て醤汁で服一杯	1859年	広東縮砂の粉を少々入れて 　　呑む 本間棗軒『続瘍科秘録』
1728年	田付某『とげぬき地蔵尊霊験記』 　　縫い針　お札を水に浮かべ飲む	1862年	硝子球摘出 暁晴翁『雲錦随筆』
1790年	多紀元簡『広恵済急方』下巻 　　諸物哽咽……治療を記載す	1873年	餅飯……大根おろしの搾り汁 半井成質『外科拾要』（翻訳）
1795年	津村涼庵『譚海』 　　のどへとげの立ちたるに……	1875年	異物哽塞の除去 石黒忠悳『外科説約』
	土用中の芭蕉の巻葉を黒焼一秘宝也 かんらん一つ含み唾をのみ込む 南天葉を煎じ飲むべし 串柳を黒焼きにし,さ湯にて用う	1880年 1907(明治40)年 8月15日	佐藤 進『外科名論』 久保猪之吉教授 東京帝國大学において 14歳男子の左気管支異物（太鼓の釘） 摘出成功（本邦最初）

表2 ■ わが国の異物治療についての記録

II 気道食道異物摘出に尽力された3先生の功績

Chevalier Jackson 先生（1865.11.4～1958.8.16）

　ジャクソンは，ペンシルヴァニア州ピッツバーグに生まれた。1886年，21歳時，ジェファソン医科大学より医学博士の学位を授与され，翌年喉頭科専門医を開業した。1912年，ピッツバーグ大学喉頭科教授に就任し，1916年，ジェファソン医科大学に転じ，翌年，アメリカ気管支協会会長に就任した。1926年，アメリカ喉頭学会会長となり，喉頭学デロールデ賞を授与され，また一時は同時に5つの大学教授を兼務するなど，生涯を気管食道科学の開拓，発展，普及に尽力された。その著書は，教科書12冊，単行本4冊，内科・外科全書分担執筆13冊，医学雑誌に原著として発表したものは711を算する。

　ジャクソンの卓越した業績の一つに，食道鏡・気管支鏡の開発と異物摘出への並々ならぬ労苦と創意工夫がある。ジャクソンはロンドンでマッケンジー試作による実用化される前の食道鏡を見てから，帰米して管状のスペキュルムを案出し，1890年，遂に完全な食道鏡を作製した。これを用いて大人の食道から義歯床を摘出，また小児の食道から貨幣を取り出すことに成功した。

　約12年間の食道検査の実績を重ねるかたわら，5年間キルスタイン（Alfred Kirstein, 1863～1922）の直接喉頭鏡検査も行っており，しだいに気管支鏡開発の必要性に気づき工夫を重ねた。その開発に当たっては屍体ではなく，動体としての成犬を使って練習し試行錯誤を続けている。かくして気道異物摘出成功例98％（大多数は小児）の実績を残した。摘出された数々の異物とそのエピソードについては，ジャクソン著『Foreign Bodies In The Air and Food Passages』に詳記されている。

小野　譲先生（1898.2.8～1988.1.17）

　小野譲先生は，明治31年2月8日，福島県伊達町に生まれた。大正3年10月単身渡米，昭和3年ジェファソン医科大学卒業後，昭和7～9年ジャクソン教授に師事して気管食道科学を学んだ。昭和9年に帰国して聖路加病院に勤務し，持ち帰ったジャクソン式内視鏡を駆使して診療に当たった。その業績が認められ，昭和23年慶應義塾大学医学部耳鼻咽喉科・西端驥一教授に客員講師（翌年教授）として招聘された。

　その後，慶大内において昭和24年からの16年間に51回，小野教授による直達内視鏡検査講習会が開催され，これによって，ジャクソン式内視鏡による検査が広まった。また，昭和25年（1950）5月29日，日本医師会において開催された日本医学会で，日本気管食道科学会が日本医学会第41分科会として正式加入が認められた慶事は，先生の尽力なくしては成し得なかったことである。

　先生のわが国の斯学への貢献は計り知れない。敢えて列記するなら，
1）慶大において講習会を開催，気管食道領域の内視鏡検査の普及
2）日本医学会第41分科会として，日本気管食道科学会正式加入への尽力
3）国際ならびに世界会議を開催して，斯学を国際的な学会へと昇格
4）気道食道異物事故防止の積極的な対社会的啓蒙キャンペーン
5）一般講演「異物」の発表にあたり，示唆に富むコメントの提言
在りし日のその時の，後塵を育てる先生の独特な語りと温かい眼差しを思い出す。

　著書・訳書：「食道癌の臨床」「気管食道科診療の実際」「肺癌の細胞学的診断」「肺癌

「耳鼻咽喉科学史」「なぜ医師になるのか」「仁医ジャクソン先生」「新・気管食道科診療の実際(監修)」など。

瀧野賢一先生（1911.2.16～1989.8.12）

　瀧野賢一先生は，東京都中央区に生まれた。幼時，聖路加病院の前を通るたびに将来医師になって勤務したいとの望み通りに，昭和9年に東京慈恵会医科大学を卒業して聖路加病院に奉職し，同年帰国された小野先生と終生親交を結ばれた。昭和21年，戦地・レイテ島より復員して直ちに聖路加国際病院に復帰，以降長らく日本気管食道科学会理事として活躍，小野会長を補佐された。筆者は昭和34年6月から18カ月間と同45年5月からの4年間を聖路加国際病院に勤務して瀧野先生の薫陶を得，のち気管食道科学を専攻することともなった。

　先生の斯学への業績は次の4つに集約できよう。
1) 呼吸器疾患患者のメトラゾンデを駆使しての気管支造影検査
2) グラスファイバーを導光体としたテレスコープの開発(1963年)
3) 直達硬性食道鏡挿入時の頭部の位置と介助者の頭部支持の提唱
4) 16mmカメラによる気道食道異物摘出の撮影と精力的な学会発表

〔付記〕16mmカメラによる映画は，内視鏡所見を動態映画として供覧できる先駆的かつ画期的な仕事であり，随時，必要に応じて再現しうる効果は大きい。1974年7月，獨協医科大学病院気管食道科開設にあたり，瀧野先生からいただいた気道食道異物摘出に関する映画2巻は随時教育に活かし，大切に保管している。記して先生への謝辞とする。

贈呈された16mm映画(光学録音)
　内視鏡映画による気管食道科直達所見の検討，食道異物摘出法(20分)
　内視鏡映画による所見の検討，気道異物摘出の検討(22分) 1976.9 作製

　今なおあとを絶たない異物事故に遭遇するたびに，先人たちの努力を無にすることのないよう更なる研鑽を惜しんではならないと考える。

（日野原　正）

● 文　献
1) Chevalier Jackson：Foreign Bodies In The Air And Food Passages, 1924. 7
2) Chevalier Jackson：Tracheo-Bronchoscopy, Esophagoscopy and Gastroscopy, 1907
3) Mary Cappello：Swallow. Foreign Bodies, Their Ingestion, Inspiration, and the Curious Doctor Who Extracted Them, 2010. 12
4) 小野譲：気管食道科学の開拓者，仁医ジャクソン先生．印刷局朝陽会，1983. 8
5) 小野譲：新・気管食道科診療の実際．メディカルリサーチセンター，1984. 2
6) 日本耳鼻咽喉科史編纂委員会：日本耳鼻咽喉科史．日本耳鼻咽喉科学会，1983. 7

2　九州大学における気道食道異物摘出の歴史

はじめに

　わが国における，気道異物摘出の歴史は九州大学耳鼻咽喉科の前身である京都帝国大学福岡医科大学（のちの九州帝国大学医科大学）耳鼻咽喉科の初代教授，久保猪之吉先生（図1）に始まったといっても過言ではない。ドイツのGustav Killianの助手をつとめた久保猪之吉は帰国直後，明治40年（1907年），わが国で初の気管支異物の摘出に成功している。九州大学耳鼻咽喉科の気道異物摘出の歴史もこの年にさかのぼることになる。したがって，当教室の気道食道異物の歴史を語ることは，久保猪之吉の功績と足跡を述べることでもある。

久保猪之吉の功績

　久保猪之吉は明治7年12月26日に福島県（会津）に生まれた。明治33年に東京帝国大学医科大学を卒業，明治34年に東京大学耳鼻咽喉科教室の助手となり，明治36年に当時，気管支鏡のメッカであったドイツのフライブルグに留学し，グスタフ・キリアン教授（図2）のもとで助手を務めておられる[1]。明治40年に帰国，京都帝国大学福岡医科大学耳鼻咽喉科の初代教授に就任し耳鼻咽喉科学教室を開設した。同年には日本初の気管支異物の直達鏡下摘出に成功した。当時，用いられたキリアン式の硬性直達鏡やAdolf/ph Kussmaul教授が

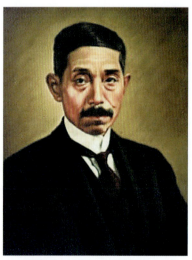

図1 ■ 久保猪之吉教授肖像画（還暦時）（久保記念館所蔵）
白黒額縁のものが今日まで教室に九大耳鼻科初代教授として掲げられている。

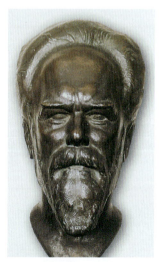

図2 ■ キリアン先生胸像
1924年（大正13年）にベルリン美術学校教授レーデル氏より贈られたもの。

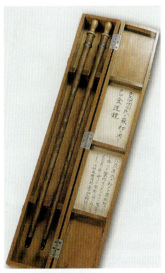

図3 ■ クスマウル教授の最初に用いた食道鏡（複製）
クスマウル教授が最初に用いたオリジナルは1941年のドイツの空襲で焼失しているので，この食道鏡は極めて貴重なものとなっている。

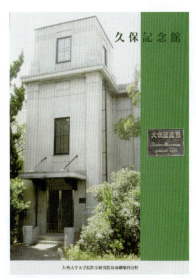

図4 ■ 久保記念館
久保記念館は昭和2年（1927年）5月8日の九州大学医学部耳鼻咽喉科学教室の第二十回創立記念日に同門会の四三会員一同から耳鼻咽喉科学教室初代教授，久保猪之吉先生に寄贈され，さらに九州大学に献呈されたものである。維持管理と定期的な補修は現在も九大耳鼻咽喉科学教室が行っている。

　最初に用いたとされる食道鏡の複製（図3）や，鉗子類は現在まで久保記念館（図4）に大切に保管されている。はじめて直達食道鏡（胃鏡）で胃の観察を試みたのはキリアンと同じフライブルク大学内科教授であったクスマウルが明治元年（1868年）に行ったものである[2]。これをわが国に紹介し，導入したのも久保猪之吉の功績である。
　当時，全身麻酔がまだなかった時代，硬性の気管支鏡はかなりのリスクを伴ったことが容易に想像されるが，キリアン式気管支鏡は坐位でなかば前屈し，顎を突き出すような姿勢で行われていた（図5）。それでも，食道異物を含めて九州大学時代に2,000例を超える異物の摘出に成功したと記されている[3]。図6はその一部を久保記念館に収蔵したものであるが，わが国初の気管支鏡異物摘出は14歳少年の左主気管支から摘出されたもので太鼓の鋲であった。この模様は，東京大学において公開実技とされたという[4]。
　昭和9年の定年退官まで世界的な耳鼻咽喉科のリーダーとして活躍し，画像，多くの教科書，日本語論文，ドイツ語論文を発表，専門雑誌「耳鼻咽喉科」を創刊するとともに，門下生から15名の教授を輩出させた。昭和2年に紺綬褒章，昭和9年にフランス，レジオンヌール勲章を授与された。
　昭和10年に退官し，昭和14年11月12日に東京で65歳の生涯を閉じた。同年には勲二等旭日重光章を授与された。久保猪之吉はアララギ派の歌人「ゐの吉」としても著名であり，代表作として「春潮集」がある。文人としての研究論文も出版されているほどである[5]。

その後の変遷

　久保猪之吉退官後も，九州大学耳鼻咽喉科では歴代教授のもと，気管食道異物の摘出は伝統的にキリアン式あるいはその改良型が用いられ，直達鏡技術を持つ耳鼻咽喉科が主流を担ってきた。ストルツのventilation bronchoscopeが開発されると，下気道の異物に対して

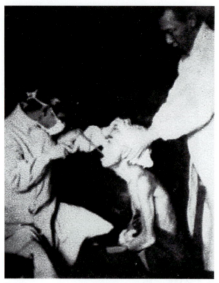

図5 ■ キリアン式気管支鏡検査の久保の体位

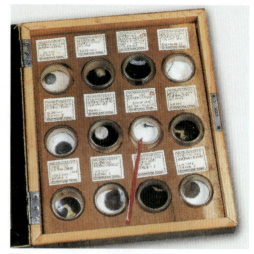

図6 ■ 気道異物のコレクション
赤い棒の先に示されているものが，わが国で初めて摘出された気道異物（太鼓の鋲）である。

も安全に全身麻酔下に摘出が可能になったため，1970年代，80年代は多くの症例で耳鼻咽喉科の直達鏡技術がその中心的役割を果たした[6]。しかし，その後は鉗子孔付き軟性内視鏡の出現により，徐々に穿孔や低換気などリスクの高い直達鏡は，第一選択の地位を奪われつつある。直達鏡でなければ摘出が困難な異物がまだまだ存在するにもかかわらずである。

おわりに

　最近になり，気道食道異物の摘出は，救急医療の現場においても，耳鼻咽喉科による硬性直達鏡の独壇場ではなくなり，より侵襲の少ない軟性の内視鏡による摘出や開胸による摘出なども目立つようになってきた。筆者の把握している限り，この10年で，福岡市立こども病院など関連病院を除けば，気道異物としては喉頭異物の摘出が数例あるのみで，当科における気管支異物摘出術はほぼ施行されていない。これも一つの時代の流れかもしれないが，ventilation bronchoscopeと鉗子操作が可能ならば開胸に至らずとも摘出可能な症例は存在したかもしれない。このような状況の中でこの10数年のうちに入局した若い教室の先生は，ventilation bronchoscopeに触れたこともなく，もちろん麻酔科との連携など経験どころか見聞したこともない世代となっている。もし現在の九州大学耳鼻咽喉科のこのような状況を久保猪之吉先生がご覧になったらと想像すると，胸が痛む思いである。

（梅﨑　俊郎）

● 文献
1) 史料 故久保猪之吉先生の御略歴．耳鼻咽喉科 11：945-948，1940
2) 丹羽寛文：消化管内視鏡の歴史改訂増補第2版．日本メディカルセンター，2010
3) Kubo M, Kubo I, Nekrolog S：耳鼻咽喉科 11：47-52，1940
4) 髙崎文雄：日本ニ於ケル直達検査法ノ歴史．大日本耳鼻咽喉科會會報 26：353-362，1920
5) 佐尾裕子：久保猪之吉－近代文学研究叢書 45，pp126-198，昭和女子大学近代文学研究室，1977
6) 小宗静男，鳥谷竜三，笠誠一：下気道異物の統計的観察．耳鼻と臨床 35：488-494，1989

1章 総論

3 異物診療の変遷 —時代の変化と異物症

　時代の変化とともにみられる異物診療の変遷には，症例数，年齢層，異物の種類，診断方法，摘出法の変化などがある．気道異物と食道異物に分けて自験例も含めて文献的考察を行った．

I 気道異物

　国内における過去の異物の統計をみると，古いものでは小野ら[1]が1959年に報告した全国37大学の耳鼻咽喉科教室からの集計がある．気道異物は，鼻腔・喉頭・気管・気管支を含めて1,557例あり，全年齢層を含んでいるが15歳以下の小児が75%と多い．異物の種類では，豆類が34%と最も多く，針類8%，玩具5%，鉛筆キャップ5%，釘3%と多岐にわ

	小野[1]	河田[2,3]	鶴田[4]	鮫島[5-8]	樋口[9]
報告年	1959年	1968年	1984年	2009年	2006年
調査期間	1900〜1959	1956〜1967	1932〜1982	1976〜2007	2005〜2006
小児の割合（15歳以下）	75%	80%	70%	97%	100%
異物の存在部位	鼻腔〜気管支	下気道	喉頭〜気管支	喉頭〜気管支	気管・気管支
豆類	505 (33%)	36 (43%)	130 (33%)	84 (73%)	92 (56%)
金具					
針類	122 (11%)	13 (16%)	50 (17%)	5 (5%)	
安全ピン					
釘	51		16	1	
玩具	73 (5%)	6 (7%)		2 (2%)	
鉛筆キャップ	71 (5%)	6 (7%)			
骨類		11 (13%)	41 (32%)	7 (6%)	
義歯歯科用材				3 (3%)	
その他	725 (47%)	11 (13%)	155 (40%)	13 (11%)	
計	1,557	83	392	115	165

表1 ■ 過去の主な気道異物の報告
空欄はその他に含まれる．樋口の報告は小児を対象とした全国調査であるが，豆類以外の正確な数は記載なし．

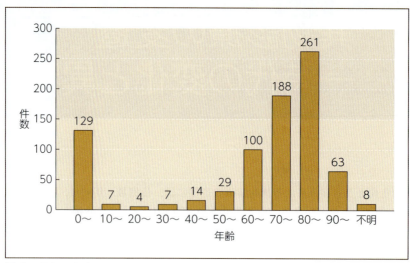

図1 ■ 救急要請があった気道異物事故の年齢分布
高齢者と10歳未満に多く見られる。
（竹田豊，他：気道異物に対する救急隊員並びに市民による異物除去の検討．平成11年度自治省消防庁委託研究報告書 http://plaza.umin.ac.jp/~GHDNet/00/kajiti.htm より）

たっている（**表1**）。その後の報告[2-8]をみても，年齢層では小児が多く，異物の種類では豆類が最も多い。樋口ら[9]の報告は15歳以下の小児を対象とした2005～2006年の全国調査であるが，豆類が56％であり，最近でも豆類が一番多いようである。一方，針類や釘は時代と共に減少傾向にある。家庭での針仕事の減少，大工仕事の変化（釘打ち機など機器の進歩）が関係していると思われる。

全症例数の変化については，鶴田ら[4]は1932～1982年までの51年間に気道異物の総数には大きな変化がなかったと報告している。われわれの32年間の集計[5-8]でも1976～2001年までは年間3～5例で変化がなく，それ以降は別の耳鼻咽喉科での対応が増えたが合計数は変わらなかった。

成人を含めた気道異物全体の調査では，平成11年度自治省消防庁委託研究[11]で，1998年に全国96消防本部（全人口の9.4％を担当）に救急要請があった気道異物事故は810件で死亡者は256人（31.3％）であり，これをもとに全国推計すると1年間に8,700件，そのうち2,700人が死亡したとされる。年齢別にみると，10歳以下と高齢者に多い2峰性であるが（**図1**），年代別にみると高齢者に圧倒的に多く，小児では2歳未満が多かった（**図2**）。原因は，餅18.5％，ご飯類10.1％，果物・野菜9.0％と食物が多かった（**図3**）。また別の食物による窒息事故の報告[12]によると，全人口の22％をカバーした消防庁調査では2006年の1年間に724件の事故が発生して65例が死亡し，救急救命センターを対象とした調査では2007年に603件の事故が発生して378例が死亡したという。年齢分布も65歳以上の高齢者が最も多く，次いで1～4歳の幼児が多いのは同様である。異物の種類も餅が最も多く，ご飯類がそれに続いている。これらの消防庁等のデータをみると，**表1**の集計とは大きな隔たりがある。気道異物の大部分は高齢者の餅などの食物による上気道閉塞のための窒息事故であり，これらは下気道異物を対象とした医療機関に来る前に，救命もしくは死亡していると考えられる。角田ら[13]も地域中核病院における気道異物例を耳鼻咽喉科受診例と救急搬送例に分けて検討し同様の考察をしている。今後，少子高齢化社会になることを考えるとこの傾向は強まるものと考えられる。

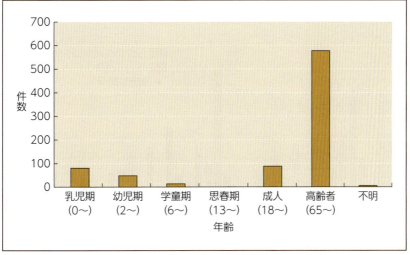

図2 ■ 救急要請があった気道異物事故の年代別事故件数
高齢者に圧倒的に多く，次いで6歳未満の幼児に多い．
（竹田豊，他：気道異物に対する救急隊員並びに市民による異物除去の検討．平成11年度自治省消防庁委託研究報告書 http://plaza.umin.ac.jp/~GHDNet/00/kajiti.htm より）

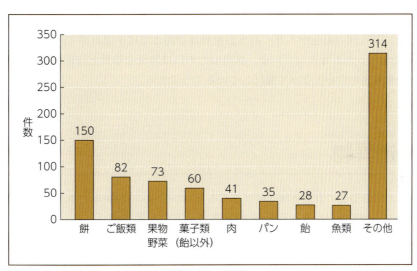

図3 ■ 救急要請があった気道異物事故の異物の種類
ほとんどが食物で，餅が最も多い．
（竹田豊，他：気道異物に対する救急隊員並びに市民による異物除去の検討．平成11年度自治省消防庁委託研究報告書 http://plaza.umin.ac.jp/~GHDNet/00/kajiti.htm より）

　診断方法についてはCTが短時間に高解像度で撮影できるようになり，気管・気管支内の異物も同定可能で有用となった[14]．一方，MRIは時間がかかり幼児では鎮静が必要なため急性期の診断には向かないが，慢性期の豆類の鑑別においては非常に有用である[15]．
　摘出方法については，乳幼児が多いため換気しながら観察と摘出操作ができるventilation bronchoscopeが使用されている．以前は同一の内腔を通して肉眼による観察と換気と鉗子操作を行ったため，鉗子操作は手探りで困難を極めたが，最近では異物用挿管気管支ファイバースコープで観察しながら鉗子操作ができるようになり，正確性が増し手術時間も短縮した[7]（**図4**）．前述した小児気管・気管支異物に関する全国調査で市丸ら[10]は，2005～2006年

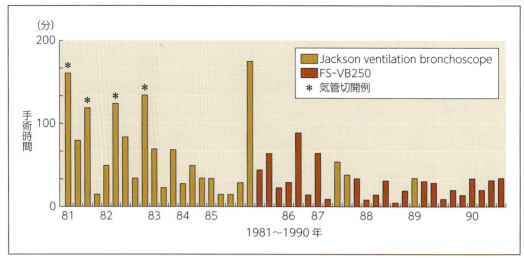

図4 ■ 気管支鏡の種類と手術時間の年次推移
内視鏡による観察下に摘出操作ができるFS-VB250を使用するようになってから手術時間は短縮し，気管切開例もなくなった。
(中野幸治，他：最近10年間の気道異物症例の検討．日気食会報 44：8-13, 1993 より)

の半年間に170例の報告があり，担当診療科は診断までは小児科が63％で，摘出は耳鼻咽喉科が68％だったと報告している．摘出のためには特殊な器具と技術が必要であり，現在でも耳鼻咽喉科が中心となって摘出しているようである．

II 食道異物

　国内における過去の食道異物の統計をみると，小野ら[1]の1959年の集計では，咽頭，食道，胃を含めて5,388例であり，年齢層では15歳以下の小児が54％と多い．異物の種類では，硬貨が37％と最も多く，骨類29％，義歯7％，食片5％，玩具3％と報告している（**表2**）．1984年の鶴田ら[4]の報告でもほぼ同様の傾向である．木村[16]，春日井ら[17]の報告では小児の割合が少なく，硬貨が減少してPTP（press through package）が増加している．上原ら[18]の報告は消化器内科での成人例の集計であるが，PTPが最も多く，義歯，骨類が続いており硬貨の症例はない．一方，大津ら[19]の小児を対象とした報告では硬貨が最も多く，次いでボタン電池であった．

　時代の推移とともに少子高齢化社会となり硬貨の報告は減っているようにみえるが，小児では依然，大きな割合を占めている．PTP異物に関しては，調[20]が詳細な報告をしているが，1970年頃より報告がみられるようになった．岩田ら[21]は国内におけるPTP食道異物の報告を集計し，459例中9歳以下は2例であり，ほとんどは高齢者であったとしている．また，3年ごとに食道異物に占める割合を集計すると，1974～1976年は10％であったのに対し，1992～1994年は47％と増加していた．PTPの誤飲問題に対し，1996年に業界団体の自主申し合わせにより，分割線を一方向のみとして1錠ずつ切り離せないような構造になったが，服用者や介護者がはさみで切り離すこともあり，依然として減少していない．

　ボタン電池の誤飲については，国内では山下ら[22]が1982年に最初に報告したが，その後，

	小野[1]	鶴田[4]	木村[16]	大津[19]	春日井[17]	上原[18]
報告年	1959年	1984年	2000年	2000年	2007年	2010年
調査期間	1900～1959	1932～1982	1978～1998	1965～1999	1985～2005	1996～2008
対象年齢	全年齢	全年齢	全年齢	小児	全年齢	成人
小児の割合	54%(15歳以下)	53%(15歳以下)	34%(19歳以下)	100%	22%(19歳以下)	0%
異物の存在部位	咽頭・食道・胃	口腔～胃・腸	食道	食道・胃・腸	食道	咽頭～十二指腸
硬貨	2,002 (37%)	1,275 (34%)	18 (20%)	64 (30%)	31 (13%)	0 (0%)
骨類	1,588 (29%)	1,240 (33%)	10 (11%)	0	58 (24%)	22 (21%)
義歯	394 (7%)	161 (4%)	17 (19%)	0	19 (8%)	24 (23%)
食片	269 (5%)		12 (13%)	0	11 (5%)	12 (12%)
釘・針・ピン		377 (10%)	5 (6%)	35 (16%)	0 (0%)	2 (2%)
玩具	168 (3%)	118 (3%)	5 (6%)		0 (0%)	0 (0%)
PTP		9 (0%)	15 (17%)	0	89 (38%)	30 (29%)
ボタン電池				37 (17%)		1 (1%)
その他	967 (18%)	619 (16%)	7 (8%)	81 (37%)	29 (12%)	13 (13%)
計	5,388	3,799	89	217	237	104

表2 ■ 過去の主な食道異物の報告

　筑波大学中毒センターへ誤飲の問い合わせが1年8カ月間に340件あり，5歳未満が85%，2歳未満が53%を占めており，ほとんどが幼児であった[23]。追跡調査ができた142例では自然排出が113例であり，手術摘出10例，内視鏡摘出10例，磁石摘出9例であった。食道異物は多くないようであるが，消化管に停滞すると直流低電圧による化学火傷を起こし，消化管穿孔を起こすので速やかな摘出が必要である。その後も日本中毒情報センターの年報受信報告[24]をみると，1999～2013年までに毎年154～269例の報告があり大きな変動はない。

　全症例数の変化については，鶴田ら[4]は1932～1982年までの51年間の食道異物を検討しているが，1967年以降，病院に救急部ができたため耳鼻咽喉科での症例数が激減したと報告している。当科でも最近では食道異物をほとんど経験しなくなり，内科系の内視鏡専門医が対応している。耳鼻咽喉科における症例数の減少は担当診療科の変化によると考えられる。誤飲事故全体の状況は，日本中毒情報センターの年報受信報告[24]から推測できるが，それによると5歳以下の乳幼児に圧倒的に多く，2001年と2013年を比較すると，他の年齢層では増加しているが，5歳以下の乳幼児ではやや減少している（図5）。小児については，厚生労働省の「家庭用品等に係わる健康被害病院モニター報告」からその傾向がうかがわれる。この制度は，家庭用品による小児の誤飲事故等の健康被害について，全国の8つのモニター病院からの報告をまとめている。1995～2013年までのデータ[25]を図6にまとめたが，誤飲事故件数は1995年に比べて2010年には半数以下に減少し，その後，少し増加傾向にある。誤飲物はタバコが最も多く，かつては全体の50%以上を占めていたが，2013年の報告では18%に減少し，それまで2位だった医薬品類と逆転した。それ以下は玩具や金属製品，プラスチック類などが5～10%と続いている。硬貨や電池は5%未満で大きな推移はない。この中で，玩具や金属製品，プラスチック類，硬貨，電池の一部が食道異物になっていると思われるが，詳細は不明である。全体の症例数の低下は少子化と喫煙率の低下の影響と思われ

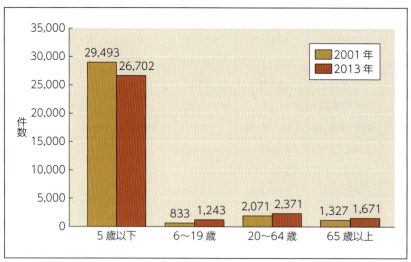

図5 ■ 年代別誤飲件数の推移
（公益財団法人　日本中毒情報センター受信報告，ホームページ http://www.j-poison-ic.or.jp より）

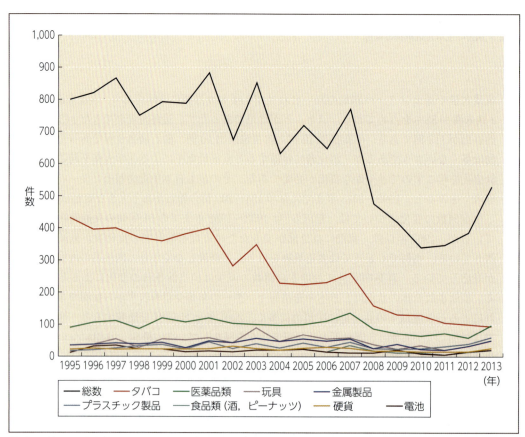

図6 ■ 小児の誤飲事故件数と誤飲物の推移
誤飲件数は1995年に比べて2010年には半数以下に減少し，その後，少し増加傾向にある。誤飲物はかつて最も多かったタバコが減少し2013年には医薬品類と逆転した。硬貨や電池は5％未満でこの16年間では大きな推移はない。
（家庭用品等に係る健康被害病院モニター報告．厚生労働省ホームページ http://www.nihs.go.jp/mhlw/chemical/katei/monitor(new).html より）

る．梶田ら[26]は小児の異物誤飲309例を検討し，タバコが60％と最も多く，食道異物は10円玉の1例のみであったと報告しており，誤飲事故における食道異物の割合は意外と少ないようである．

　診断に関しては，CTが有用であり，特に放射線非透過性異物では異物の位置，周囲臓器との関係，穿孔の有無などが非常によく観察できるようになった[5]．

　食道異物摘出に関しては，かつては耳鼻咽喉科医により硬性内視鏡を用いた摘出が多かったが，最近では軟性内視鏡（現在では内視鏡といえばこれを指す）により内科系の内視鏡専門医による摘出が主流である．日本消化器内視鏡学会の消化器内視鏡ガイドラインにも異物摘出術ガイドライン[27]が詳細に記載されている．鋭的異物ではオーバーチューブやフードを用いて摘出されている．小児でも小児科や小児外科，内視鏡科により摘出されることが多くなり，硬貨ではバルーンチューブ，電池ではマグネット付カテーテルによる摘出が行われている[19]．その結果，耳鼻咽喉科医が扱う症例は減少した．

おわりに

　気道異物全体では高齢者の餅などによる上気道閉塞による窒息が多く，下気道異物では幼児の豆類の異物が時代を問わず多い状況が続いている．CT，MRIにより的確な診断ができるようになった．異物摘出は耳鼻咽喉科医がventilation bronchoscopeを用いて行っていることが多く，光学機器の進歩によりモニター下に鉗子操作ができるようになった．

　食道異物では小児では硬貨が多く，成人ではPTP，義歯が多い．摘出は内視鏡，バルーンカテーテル，マグネット付カテーテルなどが用いられ，耳鼻咽喉科医以外で摘出されることが多くなった．

（鮫島　靖浩）

● 文　献
1) 小野譲，斎藤成司，三宅浩郷，他：気道及食道の異物―症例方面―．日気食会報 10：91-132, 1959
2) 河田政一：下気道の異物．小野譲（編集），気管食道科学　第1版，pp307-314, 医学書院，1968
3) Miyagi J, Takesue M, Torii H, et al：Statistical observations on foreign bodies in food and air passages. Otologia Fukuoka 13 (Suppl 1)：176-182, 1967
4) 鶴田至宏，佐野光仁，松永亮，他：当教室における異物症の変遷―過去51年間の統計的観察―．日耳鼻会報 87：1527-1537, 1984
5) 鮫島靖浩：耳鼻咽喉科における異物診療．日気食会報 60：135-136, 2009
6) 吉田重彦，東家倫夫，登坂薫，他：幼児の声門下魚骨異物の1症例．耳鼻咽喉 54：45-48, 1982
7) 中野幸治，鮫島靖浩，増山敬祐，他：最近10年間の気道異物症例の検討．日気食会報 44：8-13, 1993
8) 西村友紀子，中野幸治，鮫島靖浩，他：過去20年間の気道異物症例の検討．耳鼻臨床 97：155-160, 2004
9) 樋口収，足立雄一，市丸智浩，他：小児における気管・気管支異物の全国調査結果．日小児呼吸器会誌 17 (suppl)：73, 2006
10) 市丸智浩，足立雄一：全国調査からみた小児の気管・気管支異物の診断と治療．小児科 50：2073-2077, 2009
11) 竹田豊，越智元郎，畑中哲生，他：気道異物に対する救急隊員並びに市民による異物除去の検討．平成11年度自治省消防庁委託研究報告書
http://plaza.umin.ac.jp/~GHDNet/00/kajiti.htm
12) 堀口逸子，市川光太郎：食品による窒息の現状把握．主任研究者，向井美惠：食品による窒息の現状把握と原因分析研究，平成20年度厚生労働科学研究補助金報告書
http://www.mhlw.go.jp/topics/bukyoku/iyaku/syoku-anzen/chissoku/dl/02.pdf

13) 角田梨紗子, 館田勝, 長谷川純, 他：地方中核病院における気道異物症例の検討―とくに耳鼻咽喉科受診17例と三次救急搬送62例の検討―. 日耳鼻会報 112：705-711, 2009
14) 森谷浩史, 橋本直人, 本荘浩, 他：小児気道異物に対するヘリカルCT. 臨放 43：1707-1711, 1998
15) 山岨達也, 菊池茂, 大内敏宏, 他：ピーナッツ気道異物に対するMRIの応用. 日気食会報 43：363-369, 1992
16) 木村哲郎, 湯田厚司, 篠木淳, 他：当教室過去21年間の食道異物症例の集計. 日気食会報 51：301-305, 2000
17) 春日井滋, 渡辺昭司, 赤澤吉弘, 他：当教室過去21年間の食道異物の臨床統計的観察. 日気食会報 58：527-532, 2007
18) 上原正義, 多田修治, 江口洋之, 他：内視鏡的に摘出した上部消化管異物104例の臨床的検討. Gastro-enterological Endoscopy 52：1243-1249, 2010
19) 大津一弘, 古田靖彦, 塩田仁彦：小児消化管異物216例の検討. 日臨外会誌 61：1698-1703, 2000
20) 調賢哉：PTP内服薬による気道および食道異物症の臨床. 耳鼻 27：510-517, 1981
21) 岩田重信, 小林由充子, 高須昭彦, 他：当教室PTP食道異物の統計観察とその対策―全国PTP食道異物報告集計―. 日気食会報 46：406-418, 1995
22) 山下衛, 小山完二, 内藤裕史, 他：ボタン型アルカリ電池の誤飲とその対策. 日本医事新報 3055：31-34, 1982
23) 山下衛：消化管異物―アルカリ電池誤飲―. 小児外科 16：689-692, 1984
24) 公益財団法人　日本中毒情報センター受信報告. ホームページ
　　http://www.j-poison-ic.or.jp
25) 家庭用品等に係る健康被害病院モニター報告. 厚生労働省ホームページ
　　http://www.nihs.go.jp/mhlw/chemical/katei/monitor(new).html
26) 梶田光春, 藤本陽子, 田中明彦, 他：最近7年間の誤飲・気道異物の発生状況について. ―第1編　異物誤飲309例の検討―. 小児科臨床 41：2516-2522, 1988
27) 赤松康次, 白井孝之, 豊永高史：異物摘出術ガイドライン. 日本消化器内視鏡学会（監修）, 消化器内視鏡ガイドライン第3版, pp206-214, 医学書院, 2006

2章

診断・対策

1 気道異物摘出のリスクマネージメント

I 学会のガイドラインにあるリスクマネージメントとは

学会で作成されているリスクマネージメントが求める基本的事項は，
①患者が安心して気道異物の摘出が受けられる環境の整備
②安全な気管支鏡検査および気道異物摘出技術の確立（施設ごとの技術の標準化）
③予想外の事故への適切な対応
④法的医療水準の熟知
などである[1]。

1 気道異物摘出のシステム作成

安全な気道異物摘出の環境作りには，まず併発症防止システムの整備が必要である。それには，前準備・インフォームドコンセントなどのシステムを作り，異物の確認と摘出術ができる機器の整備と体制を確立し，さらに偶発症に備えたバックアップ体制を充実させ，十分なインフォームドコンセントが行えるシステムを作り上げる。それらの事項を実行するためには，施設ごとのマニュアルを作成し運用することである。

安全な軟性・硬性気管支鏡技術の習得は当然で，危険を伴う気道異物摘出術に関しては，十分な技術習得とともに，それが安全に施行できるよう気管支鏡や手術機器の点検，関連各科との連携，若手医師や看護師の教育などの体制を整え，充実させることが必要である。

同一施設内で，医師ごとに適応や気管支鏡手技について，個人の見解の相違によってバラバラな医療が行われていては，患者に安心感を与えることはできない。異なった手技が行われる場合でも，施設内での合意は必要である。このような施設内での気道異物摘出手技の標準化はリスクマネージメントにおいては重要な事項である。

気道異物摘出術の併発症は，時には耳鼻咽喉科医や麻酔科医のみでは対応できない場合もあり得る。他科の医師，特に小児科医や外科医の手助けが必要な場合もある。そのために，予想される併発症に対応できる院内の協力体制の整備およびシミュレーションを行っておくことも重要である。

2 法的医療水準の整備

次に，現時点での法的な医療水準を知ることも必要である。この法的な医療水準とは，一定の規模の病院では当然行い得る医療が社会的に要求される，つまり学会など公的な場で公表され，専門の医師が当然知り得ると判断されたもので，一般の医療施設で実施可能なものとされる。この医療水準を満たさない医療を行った場合には，医療側の法的責任が生じる可能性がある[1]。ただし，気道異物摘出術に関しては十分な技量を持った医師が，必要な体制が整った施設で行うべきであり，各施設が気道異物の摘出を行うに適しているかどうかを判

断することが必要である．適切でないと判断した場合は，より高次の医療機関を受診させるべきである．

II 気道異物摘出術で心がけること

1 気道異物摘出術を行う際の心構え

気道異物摘出術は，術中や術後に窒息や低酸素性脳症などの重大な障害をきたす危険性があることを認識し，十分な技量のもとで手技を進めなければならない．摘出術の手順や機器の使用法についての十分な知識や技量を持ち合わせていることはもちろんのこと，起こりうる併発症・偶発症への知識や対応能力も兼ね備えていなければならない．異物摘出の設備，準備，人手などが不備な状況下では，呼吸困難がなければ異物の摘出は慎むべきである[2]．

2 気管支鏡の適応

気道異物，特にX線透過性異物の診断は困難なことが多い．小児の場合は，異物誤飲のエピソードが曖昧な場合が多いことや，異物誤飲直後の咳嗽などの急性期症状が一時的に軽快し，無症状期にはいることなどから，診断が遅れることがある[3]．気道異物の診断はまず疑うことと言われているが，気道異物を疑った場合は，早急に気管支鏡にて実際に気管や気管支を検査し，異物を確認することが重要である[4]．成人では局所麻酔でも気管支鏡検査は施行することができるが，全身麻酔導入後に挿管チューブから軟性気管支鏡を挿入し，異物を確認するのが安全で確実である[5]．小児の場合は，声門下の腫脹を軽減するために，摘出前の観察はラリンジアルマスクと軟性気管支鏡で行うのがよいとされている[6]．

3 治療手技の選択

気道異物摘出術は，軟性気管支鏡もしくは硬性気管支鏡を用いて行うことができる．それぞれに表1のような特徴がある[7]．成人においては，局所麻酔下に軟性気管支鏡を用いて摘出することも可能である．しかし，異物が声門下に嵌頓するおそれがある時には，全身麻酔下に軟性あるいは硬性気管支鏡で摘出するのが安全である．治療の際には併発症・偶発症のリスクがつきものであるが，リスクとベネフィットのバランスが重要である．安全かつ確実に治療を行い得ることが大切であり，術者が最も慣れている手技やその術者の技量で十分に行いうる治療手技を選択すべきである．

	硬性気管支鏡	軟性気管支鏡
異物の大きさ	・比較的大きな異物	・小さな異物
介在部位	・主気管支まで	・硬性鏡よりさらに末梢
鉗子	・強力な把持能力が期待できる ・柔軟性に乏しい	・把持力は弱い ・柔軟性に富む
視野	・ふつうは暗い ・鉗子付のテレスコープを使用すると内視鏡の要領で明るい視野が得られる	・明るい

表1 ■ 硬性気管支鏡と軟性気管支鏡の比較
（佐野光仁：救急疾患への対応　気道・食道異物の取り扱い方．日耳鼻会報 108：1135-1143, 2005 より）

小児においては，1歳前後の小児の気管・気管支は換気を行いながら軟性気管支鏡で摘出を行えるスペースがないことや嵌頓した異物への対応が困難なことから，軟性気管支鏡での異物摘出には限界があるため，硬性気管支鏡を用いて異物を摘出することが望ましい[8]。

4 機器および術前の準備

異物確認のための軟性気管支鏡と異物摘出のための硬性気管支鏡および鉗子，吸引装置などの機器の準備が必要である。異物の摘出を軟性気管支鏡で行う場合は，軟性気管支鏡用の鉗子，吸引装置の準備が必要である。摘出に使用する機器は，
①観察ができ，できればビデオシステムで供覧できるもの
②摘出や吸引などの処置ができる
③全身麻酔の換気が可能
という3つの条件が必要である[4]。

気管支異物の頻度は施設によって差はあるが，多い施設でも年に数件と限られた症例数と思われる。したがって，普段から摘出術に用いる機器の点検，機器の使用方法の確認，手術の手順などを耳鼻咽喉科医，麻酔科医，看護師が確認し合い，シミュレーションを行う必要がある。また，摘出術にはできるだけ多くのスタッフが関わることが望まれ，手術の直前にもう一度手順を再確認することが重要である[9,10]。さらに，若手医師や看護師に対する気道異物と異物摘出術に対する教育は重要である。

気道異物摘出術では緊急の気道確保が必要になる場合があるため，トラヘルパーや気管切開の準備も必要である[7]。また，異物摘出術はほとんどが緊急手術になると思われるが，気管穿孔，縦隔炎などの重篤な併発症に対応するために小児科医，外科医などのスタッフがすぐに対応できる体制を整えて行うことが望ましい。

5 術中の管理

末梢静脈ルートを確保した後に摘出術を行うが，突然の気道狭窄や呼吸困難など救急の救命処置を必要とする事態が生じる危険性があるため，決して単独では行ってはならない。また，全身麻酔下に硬性気管支鏡を用いて摘出術を行う場合は，麻酔科医との緊密な連携が必要である。術中は，厳重な呼吸管理，全身状態の管理が必要であり，術中に換気ができなくなった場合，
①声門上異物の場合は，喉頭展開し鉗子で異物摘出を試みる
②声門下異物の場合，硬性気管支鏡で異物摘出を試みる
③硬性気管支鏡で確認しながら異物をどちらかの気管支に押し込む
④片肺挿管を試みる
などの対策が必要である。また，気胸の可能性も常に念頭に置く必要がある[11]。異物摘出後は，その他に異物がないか，気道の浮腫や損傷がないかを軟性気管支鏡を用いて検索し，確認することが重要である。特にピーナッツ異物では，ピーナッツを鉗子で把持すると崩れて気管支内に残存する危険性があるので，注意が必要である。

6 術後の管理

術後は，手術操作による気管・気管支の攣縮や浮腫，喉頭痙攣や声門下狭窄などを生じる可能性があり，厳重な呼吸状態，全身状態の管理が必要である。場合によって，小児科医，呼吸器内科医と綿密な連携をとり管理することが必要である[10]。

7 併発症・偶発症に対しての対応

　容易に処置できる単純な併発症を除き，個人的な対応は望ましくない．誤った対応法や連携作業の遅延などは，併発症をさらに増悪させる危険性がある．したがって，併発症・偶発症への対応は原則としてチームで行い，施設ごとにマニュアルを作成して対応の均一化を図る．さらに，救急蘇生具，輸液，必要な薬剤などを準備し，必要に応じていつでも使用できる準備をする[1]．重篤な併発症・偶発症に対しては，他科の医師の協力が必要なことがあるため，関連各科との緊密な連携と協力体制が必要である．

III 気道異物摘出術の適応と禁忌

　摘出術以外の治療法がないため，原則としてすべての気道異物が摘出術の適応となる．異物が非常に小さい場合など特殊な状況以外は，異物の自然核出を期待してはならない[2]．異物の摘出は，患者の年齢，異物の種類や介在部位，術者の慣れなどを考慮し，最適と考えられる方法で摘出術を施行すべきである．

IV 前準備とインフォームドコンセント

　前準備として把握しておくべき患者の状態は，
①呼吸・循環状態
②出血・凝固能
③薬剤アレルギーや禁忌薬などの服薬情報
④最終経口摂取時間
などである．患者の状態を十分に把握しておくことは，気管支異物摘出術を安全かつ円滑に行うために重要である．
　気道異物摘出には，術中，術後の重篤な併発症・偶発症が生じる危険性や，時に死に至る場合があることを十分に説明し，同意を得てカルテに記載し施行することが重要である．

（櫻井　一生）

●文献

1) 小越和栄，多田正大，矢作直久：消化器内視鏡リスクマネージメント．日本消化器内視鏡学会卒後教育委員会（編），消化器内視鏡ガイドライン，第3版，pp1-8，医学書院，2006
2) 松永喬：気管・気管支異物．耳鼻咽喉科・頭頸部外科手術アトラス，下巻，pp146-150，医学書院，2000
3) 本間仁，榊久乃，板澤寿子，他：なぜ気管異物が診断されるまでに長期間を要したのか―ピーナッツ吸引の3小児例の検討―．日小児呼吸器会誌 16：21-26, 2005
4) 工藤典代：小児の気道・食道異物．日気食会報　61：438-444, 2010
5) 土屋昭夫，本間悠介，川崎克：気管・気管支異物症例の検討．耳鼻臨床 101：955-958, 2008
6) 浅井正嗣，足立雄一，中川肇，他：小児の気管・気管支異物症例の検討．日気食会報 58：64-70, 2007
7) 佐野光仁：救急疾患への対応　気道・食道異物の取り扱い方．日耳鼻会報 108：1135-1143, 2005
8) 工藤典代：耳鼻咽喉科領域の異物―小児例の特徴―．MB ENT 96：23-29, 2008
9) 香取幸夫，桜田晃：気道の異物．MB ENT 96：54-62, 2008
10) 後藤一貴，平林秀樹：気管・気管支異物―遅延症例を中心に―．MB ENT 157：131-135, 2013
11) 橘一也，木内恵子，竹内宗之：気道異物症の周術期管理．日臨麻会誌 31：946-951, 2011

2章 診断・対策

2 食道異物摘出のリスクマネージメント

　食道異物は耳鼻咽喉科・外科・内科・救急科など診療科をまたいで診断や対策をたてる必要のある疾患で，適切な治療が行われないと，稀ではあるが致死的な状況になりうる。本稿では異物摘出におけるリスクを回避するためのマネージメントについて解説する。

I ガイドラインとリスクマネージメント

　食道異物とは，一般的には「本来消化管にない固形物が食道内に停留し，機械的あるいは化学的な刺激により穿孔などの重篤な問題が惹起される可能性のある状態」である。経口的に嚥下された異物のうち，80〜90％は症状なく自然排泄され，10〜20％が内視鏡的に摘出され，約1％が外科的処置を要するとされている[1]。よって食道異物は，診療上消化器内視鏡医が時に遭遇する病態の一つであり，状況に応じて適切な処置を行うことが求められる。また病状によっては，外科的手術を要する事もあることから，耳鼻咽喉科・内科・外科・救急科の横断的なリスク回避のための連携も必要である。

　リスクマネージメントの日本語訳は危機管理であり，欧米では企業防衛策として普及した。その後，医療分野にもこの用語が導入された。リスクを把握・特定し，リスクの種類に応じて対策を講じる事，また事故が実際に発生した場合に，その被害を最小限に抑える一連のプロセスを指す。消化器内視鏡のリスクマネージメントに関しては2004年，日本消化器内視鏡学会からガイドラインが公表されている[2]。異物除去に関しては，2006年，異物摘出術ガイドライン[3]が同学会から公表されている。学会から公表されたガイドラインは日常診療上において重要であると同時に，訴訟の場面では各種文献の中で最も重視されるとされ[4]，内容を正確に理解しておく必要がある。

　現在の病院の医療安全に関するシステムは，院長の下に医療安全管理部門が置かれ，そこに各部門の専任リスクマネージャーが置かれることが多い。内視鏡部門のリスクマネージャーは，その部門において安全に適切な診療が行えているかを把握し，インシデント・アクシデントレポートの報告，部門スタッフへの周知，改善策の検討などの役割を担う。

　異物摘出術ガイドライン[3]によれば，消化管異物を「緊急性のあるもの」と「緊急性のないもの」に大別し，さらに緊急性のあるものは，
①消化管壁を損傷する可能性のあるもの
②消化管を閉塞する可能性のあるもの
③毒性のある内容物を含有するもの
の3つに分類している（**表1**）。これらをまず診断し，治療が必要か，緊急性があるかを判断，さらに摘出するための方法を考察し，道具を準備，患者および家族に治療方法と偶発症についての説明を行い同意を得る。「これらの一連の行為に関し，リスクを最小限に抑えるため

1. 緊急性があるもの
    a. 消化管壁を損傷する可能性のあるもの
       有鉤義歯，press through package，魚骨，針，ガラス片，歯科処置具，アニサキスなど
    b. 消化管を閉塞する可能性のあるもの
       食物塊，胃石，硬貨，ビニール袋，巨大な内視鏡切除標本，回虫など
    c. 毒性のある内容物を含有するもの
       乾電池（マンガン，アルカリ），ボタン電池（アルカリマンガン，水銀，リチウム）など
2. 緊急性のないもの（上記以外のもの）
       パチンコ玉，ボタン，ビー玉，碁石，体温計内の水銀

表1 ■ 消化管異物の分類
（赤松泰次，他：異物摘出術ガイドライン．日本消化器内視鏡学会卒後教育委員会（編），消化器内視鏡ガイドライン 第3版，pp206-215，医学書院，2006 より抜粋）

に日頃から準備をしておくこと」が食道異物に対するリスクマネージメントである。

II 食道異物のバックグラウンド

　異物誤飲は6カ月～6歳までの乳幼児，成人では，65歳以上の高齢者や精神疾患患者に多い。小児の異物は，硬貨や玩具が多く，離乳期直後の2～3歳児に集中する。強い嚥下圧で飲み込まれた異物がかろうじて食道第1生理的狭窄部を越え，その直下の頸部食道に嵌在することが多い。成人では食塊が多いが，PTP（press through package），魚骨，義歯などの頻度も高い。PTPはパッケージの角が食道壁に突き刺さり，食道穿孔を来す症例も少なくないことから，日本気管食道科学会が，その形状を改善するように製薬会社へ働きかけ[5]，日本製薬団体連合会[6]では1996年以降，PTPに入れるスリット，ミシン目を横または縦方向のみとするなど，PTPを誤飲しにくいような対策がとられている。しかし，依然としてPTP誤飲報告例は後を絶たないのが実状である。精神発達遅滞，統合失調症，認知症などは，常識では考えられない種類の異物を丸呑みするのがこれらの患者群の特徴である。本人からの異物誤飲の訴えが得られず，家族など周囲に目撃者もいない場合は発見が遅れる場合も少なくない。異物の性状が明らかな場合は，可能な限りその異物と同様のものを持参させ，治療の参考にするとよい。

　異物摘出ガイドラインによれば[3]，緊急性のある異物は，鈍的異物ではボタン電池，乾電池，鋭利な異物としては針，釘，魚骨，義歯，PTP，ガラス片，剃刀の刃などがあげられる。魚骨は，本人が誤飲直後から，咽頭痛や胸痛を自覚するため，早期に診断されることが多いが，問題は誤飲を自覚しないケースである。PTPは一般的にX線透過性を有し，本人が誤飲を自覚していない場合は，発見が遅れ，膿胸や敗血症を生じた症例も報告されている[7,8]。異物摘出においては，異物を放置した場合の危険性，摘出術の緊急性，前処置・鎮静の方法と併発症，摘出術の方法と選択，摘出術に伴う偶発症とその対処法，摘出後の経過などを想定し，できるだけ速やかに方針を立てる必要がある。一人では手に負えない場合は，経験豊富な医師を集め，関連科にコンサルトすることも躊躇しない。

　食道異物は誤飲による事故であり，できる限り予防する事が重要である。特に小児の保護者，高齢者らに常日頃から異物誤飲の注意喚起に努める必要がある。また自ら訴えることのない対象には，そのリスクを念頭に置いて日頃から周囲が気にかけておくのがよい。「数日

前から義歯が行方不明」などの周辺情報が，診断の手がかりとなるケースもある。

III 食道異物摘出法の選択

　食道異物に鋭利な部分や固い部分があるものは粘膜損傷，刺入，穿孔などを来しやすい。また長時間の停滞症例では圧迫壊死穿孔の危険もあり，診断遅延があると縦隔炎，敗血症，多臓器不全などの致命的な状況になることがある[9]。これらの致命的な病態を呈する前に，早期の診断が必要となる。現在，摘出が必要な食道異物の大部分は消化器内視鏡による摘出が一般的であり，病歴から食道異物が疑われる場合には，診断と治療を兼ねて緊急内視鏡が行われる。手術が必要な症例においても術式の決定のために状況が許せば可能な限り内視鏡検査を行うことが望ましい。これは胃内に落下し，開腹経胃的摘出を予定した場合も食道移動中の粘膜損傷・穿孔の有無の確認，開胸下で胸部食道切開摘出を予定した場合にも手術の及ばない頸部食道損傷の有無の確認などが必要なためである。

　消化管異物への対応については，異物摘出ガイドラインにより，図1のようなフローチャートが推奨されている。まずは問診からはいり，身体所見（頸部の腫脹・握雪感，発熱，圧痛などの穿孔を疑う所見）・血液データ（炎症反応）・画像検査所見などにより穿孔や縦隔気腫・皮下気腫・気胸の有無を診断し，「穿孔所見あり」と判断した場合は外科的治療が考慮される。

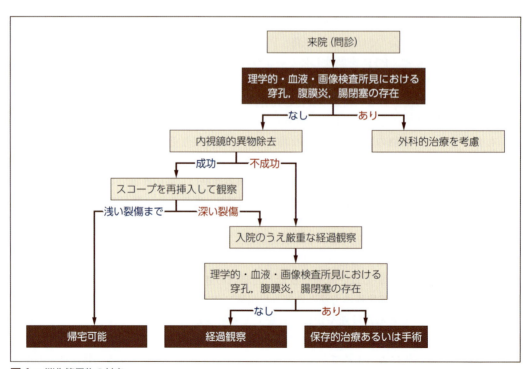

図1 ■ 消化管異物の対応
（赤松泰次，他：異物摘出術ガイドライン．日本消化器内視鏡学会卒後教育委員会（編），消化器内視鏡ガイドライン 第3版，pp206-215，医学書院，2006 より抜粋）

1 外科的処置の適応

　食道異物の手術適応は，異物が摘出されていない状態で非観血的摘出を試みずに手術適応とすべき場合と非観血的異物摘出困難で手術適応とすべき場合，さらに非観血的に食道から摘出された状態で手術適応とする場合に分けられる。古典的な食道異物の手術適応は，
①非観血的摘出困難
②穿孔部の炎症から全身的炎症への進展
③気胸や縦隔気腫，気管浮腫，食道周囲膿瘍
④縦隔炎の併発
⑤非観血的摘出時穿孔・損傷拡大の懸念
とされている[10,11]。これらのうち，気胸，縦隔炎，食道周囲膿瘍などは，非観血的治療を考慮せずに，診断してから比較的早い段階で手術適応として妥当と思われる。一方，内視鏡技術の発達により上部消化管内視鏡により摘出可能な症例も増加している。異物摘出後の小さな穿孔や少量の縦隔気腫，気胸などは絶食，胸腔ドレナージ，経鼻胃管による減圧，抗菌薬，IVH管理等の保存的治療で対応可能な症例もあるため，状況に応じて判断するのが望ましい。

　異物からの感染は非常に早く縦隔に波及するとされ[12]，異物摘出は可及的に短時間で行うべきである。外切開を必要とする頻度は0.7[13]〜0.9%[14]程度と報告されており，現在では外科的摘出術の適応として，
①鋭利な異物が壁内に陥入・刺入しており，内視鏡下に摘出困難な場合
②頸部皮下気腫，縦隔気腫，頸部膿瘍，縦隔膿瘍を認め食道穿孔が疑われる場合
③異物が大きく鉗子で把持できず，内視鏡的な摘出が困難な場合
④陳旧性の異物で内視鏡的に確認できない場合
などが挙げられる[9]。

2 内視鏡的摘出術の適応

　食道異物に対しては多くの場合，内視鏡的摘出が試みられるが，有鈎義歯に関しては鋭利な鈎により食道穿孔等の重篤な傷害を来す危険性が高く，異物の中では最も内視鏡的摘出が困難で危険性の高いものと報告されている[12]。一般に義歯誤飲は中高年以降にみられ，岩田らは食道異物784症例のうち9.7%が義歯によるものであったと報告している[14]。内視鏡的に安全に摘出するための工夫としてはラテックスフード，バルーンカテーテル，オーバーチューブ等を適用するが，鋭的部分が食道壁に刺入し，可動性が低下し安全に摘出ができないと判断した場合は，勇気ある撤退も必要である。ひとたび縦隔膿瘍に至り，重症感染を生じれば，将来的に生命の危険に至る場合もある。異物の大きさや，鋭利な部分の形状などを勘案し，内視鏡で摘出するか，あるいは初めから手術を勧めるのか適切な治療法の選択が重要である。

IV 食道異物摘出の準備と前処置

　食道異物の診断には，患者からの問診が重要である。「いつ」「何を」飲んだか？患者が小児の場合は両親から聴取する。精神疾患や認知症，脳血管障害を有し，本人が異物を飲んだ事を自覚しておらず，本人からの聴取が困難な症例もある。食道や頭頸部癌の消化管再建後

の吻合部狭窄，食道・咽喉頭の内視鏡治療後，放射線治療後などの瘢痕狭窄といった既往歴なども重要な情報となる。

　食道異物摘出に当たっては，単診療科だけでは対応困難な場合があり，救急科・耳鼻咽喉科・消化器内科・食道外科・呼吸器科・小児科・小児外科など必要に応じて協力が得られるように連携を図っておく。成人の食道異物摘出では，内視鏡室で処置がまず行われることが多いが，幼小児は気管内挿管による全身麻酔で治療を行うのが一般的である。非観血的な摘出が困難と予想される場合には全身麻酔下の外科的摘出に切り替える可能性を考慮し，麻酔科医や他のメディカルスタッフとも情報を共有しておくことが必要である。

1 前処置・鎮静

　内視鏡的摘出の場合は，血管確保とモニタリングが必須であり，通常の内視鏡検査と同様に，咽頭麻酔および前投薬として鎮痛薬，長時間に及ぶ可能性があれば鎮静薬を使用し，可能な限り苦痛の軽減できる状況で行う。内視鏡は処置具の挿入可能な汎用経口内視鏡を用いる。送水機能付きや2チャンネルスコープがあれば準備しておく。誤嚥の危険性を考え，気管内挿管がすぐに施行可能な状態で施行すべきである。

2 処置具の準備

　頻度の多い食道異物（PTP, 有鉤義歯, 硬貨, 魚骨）を図2に示す。異物を摘出するのに必

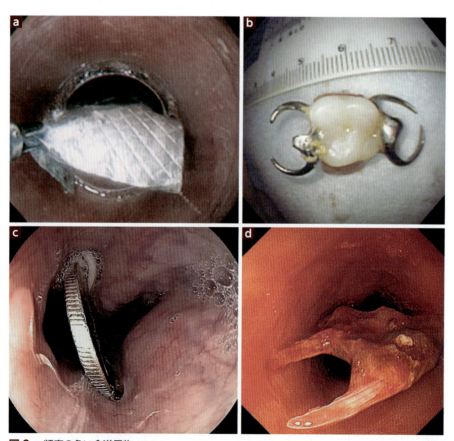

図2 ■ 頻度の多い食道異物
a. PTP　**b.** 有鉤義歯　**c.** 硬貨　**d.** 魚骨

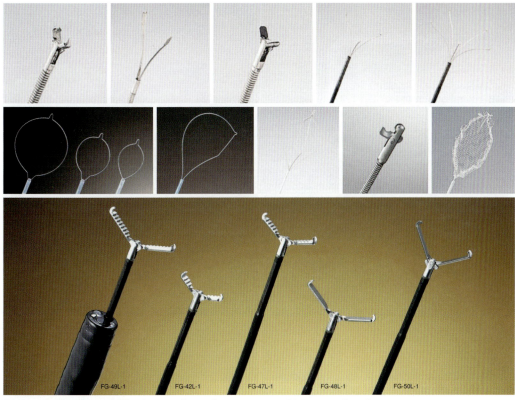

図3 ■ 摘出術に用いる処置具（オリンパスメディカルシステム製品カタログより）

要な処置具は内視鏡室に常備しておき，異物の形状に合わせてそのつど試して用いるとよい。詳しくは後述の項に譲るが，図3に示すようにさまざまな形状の把持鉗子，五脚・三脚鉗子や回収用のバスケットカテーテル，回収ネット，通常はポリープの切除などに用いるスネアなどが発売されている。同じ異物があれば，事前に体外で把持可能かを試しておくと良い。食道・胃癌術後の吻合部狭窄や食道癌内視鏡治療後の瘢痕狭窄のために食塊が詰まった場合，大きなものは摘出に難渋する事もある。異物の内容によっては，摘出にこだわらず，狭窄を拡張し，そのまま異物（主に食塊）を押し込んで，胃に落とす選択もある。後処置のため内視鏡的拡張術に用いるバルーンも備えておくと良い。

3 粘膜損傷防止機器

摘出に際し，最も問題になるのは，鋭利な異物を摘出する場合である。PTPのように薄く硬い角をもつ形状のものや魚のあら骨，針状異物，有鉤義歯などの鉤状にひっかかりをもつ異物などは回収の際に特に注意が必要である。スコープ先端にはフードをつけておき，フード内に鋭利な部分を引き込んで，安全に摘出する。フードが準備できない場合は，ゴム手袋で簡易にフードを作製する方法[15]やオーバーチューブ内に引き込む方法がある。軟らかい食塊などは一度に摘出するのが難しく，何度も内視鏡を出し入れする場合があるため，オーバーチューブを準備して摘出に臨むのが良い。

4 全身麻酔下彎曲型喉頭鏡展開による異物摘出

頭頸部表在癌の内視鏡的咽喉頭手術において用いる佐藤式彎曲型喉頭鏡（図4-a）は，喉

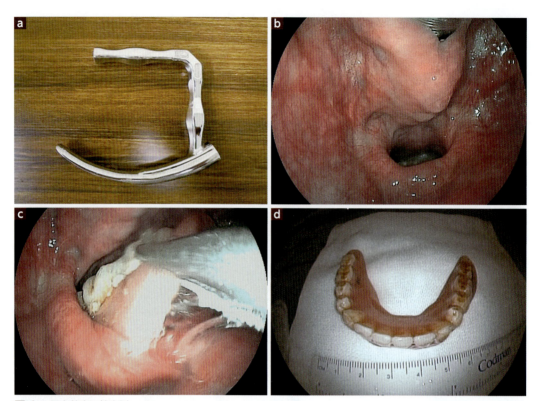

図4 ■ 巨大義歯の摘出例
a. 佐藤式彎曲型喉頭鏡　**b.** 咽喉頭展開した食道入口部の視野　**c.** 巨大義歯の摘出術　**d.** 摘出した巨大義歯

頭鏡を声門上に置いてこれを挙上すると咽喉頭が展開され，下咽頭から食道入口部の良好な視野を得る事ができる．内視鏡室での摘出ではこの視野が得られず，適切な診断や治療ができないこともある．全身麻酔下に咽喉頭を展開すれば，通常は閉鎖している食道入口部上部食道括約筋が開いた状態となるため（**図4-b**），食道の第1生理的狭窄部近くの異物摘出には積極的に用いるとよい．内視鏡的に摘出困難だった巨大義歯を全身麻酔・彎曲型喉頭鏡下に経口腔的に容易に摘出できた症例（**図4-c, d**）もある．

おわりに

　食道異物に対するリスクマネージメントについて述べた．気道異物に比べると死に直結することは少ないものの，治療が遅れれば重篤な状況になり得る，比較的日常的に経験する疾患である．診療にあたる医師は起き得るリスクが最小となるよう日頃から準備しておくことが望まれる．

（川田　研郎・河野　辰幸・中島　康晃）

● 文献

1) 小越和栄，多田正大，熊井浩一郎，他：消化器内視鏡リスクマネージメント．Gastroenterol Endosc 46： 2600-2609, 2004

2) 古川俊治：メディカルクオリティ・アシュアランス判決にみる医療水準．pp59-61，医学書院，2005
3) 赤松泰次，白井孝之，豊永高史：異物摘出術ガイドライン．日本消化器内視鏡学会卒後教育委員会（編），消化器内視鏡ガイドライン 第3版，pp206-215，医学書院，2006
4) Webb WA. Management of foreign bodies of the upper gastrointestinal tract：update. Gastrointest Endosc 41：39-51, 1995
5) 日本気管食道科学会：薬剤包装（PTP形状）改善について．日気食会報 52(6)：会告，2001
6) 日本製薬団体連合会：PTP誤飲対策について．日病薬師会誌 32：132-133, 1996
7) 野竹剛，中山中，大野康成，他：Press through package誤飲による食道潰瘍穿孔から膿胸を発症した1例．日臨外会誌 71：3088-3092, 2010
8) 今井知一，丹野大，山村直子，他：PTP誤飲に起因する食道穿孔から縦隔膿瘍・膿胸を併発した1例．杏林医会誌 25：239-244, 1994
9) 中村一博，吉田知之，鈴木伸弘，他：頸部外切開にて摘出した下咽頭食道異物症例の検討　日気食会報 57：298-306, 2006
10) 森脇義弘，豊田洋，小菅宇之，他：緊急開胸開腹手術で1期的食道再建を要した胸部食道異物（有鈎義歯）の1例．日消外科会誌 39：277-282, 2006
11) 鈴村和大，王孔志，藤元治朗：内視鏡処置後に緊急手術を要した有鈎義歯による食道穿孔の1例．日腹部救急医会誌 27：519-523, 2007
12) 塩崎均，田中晃，今本治彦，他：異物による食道穿孔．手術 56：1893-1899, 2002
13) 千々和秀記，千々和圭一，梅野博仁，他：頸部外切開で摘出した咽頭食道異物の検討．日気食会報 53：250-255, 2002
14) 岩田重信，三嶋由充子，西村忠郎，他：最近10年間の食道・気管・気管支異物東海地区7大学耳鼻咽喉科教室の統計．日気食会報 47：510-525, 1996
15) 赤松泰次，松田賢介，金子靖典，他：内視鏡の安全学—若手へのメッセージ　安全な内視鏡的異物除去術．消化器内視鏡 19：1267-1269, 2007

3 気道異物摘出のインフォームドコンセント

I 気道異物摘出におけるインフォームドコンセントの必要性

　インフォームドコンセント（informed consent：IC）は，1957年に米国の裁判の中で紹介され，その後法原則として確認・確立された[1]。日本医師会はその意義を20年以上前に「説明と同意」という訳語で提唱しており，その根拠となる法律は「医療法第1条の4第2項」に記載されており，「医師が医療を提供するに当たり，適切な説明を行い，医療を受ける者の理解を得るように努めなければならない」とされている。専門用語を駆使してではなく，分かりやすい言葉で説明し，患者が自分の意志で治療を選択できるようにしなければならない[2]。ICの目的の1つは医療従事者（医師や看護師など）と患者間の信頼関係を構築することであり，この信頼関係は，その後の検査や治療を円滑に進めていくのにとても重要である。患者や患者家族が治療についての十分な情報提供を受けることで納得して検査や手術に望むことができる。逆に，医師の説明が十分に理解できず同意できない場合は拒否することも重要である[3-6]。

　また，ICによって医療事故防止にもつながり，異物摘出術を行う術者やスタッフ，さらには手術を受ける患者自身が，それぞれ術前・術中・術後の注意点を理解し遵守することで偶発的な事故を防止し，安全な手術を提供することができる。万一事故が発生した際も，事前に十分な対応策を準備していることで，より大きな事故につながらないようにすることができる[4]。

II 気道異物摘出におけるインフォームドコンセントの実際

　以下にICの方法と内容について記載する[5]。

1 気道異物摘出術におけるICの方法

　気道異物摘出術におけるICの方法を**表1**に示す。

①口頭による分かりやすい説明

　ICは口頭で行うことが原則であるが，説明時間に制約があったり，患者の理解度もさまざまであるために，文書として手渡すことも内容を確実に理解していただくための補助手段として有用である。口頭での説明も文書の内容も基本的には同じであるべきで，専門用語をできるだけ用いず，かみ砕いたような表現を用いるようにする。必ず質問を受けるようにして分かりやすく回答を行う。説明当日に質問が無くとも，帰宅後に説明文書を読み返してもらい，後日疑問点が出てきた場合には連絡するように説明する。

表1
①口頭による分かりやすい説明
②客観的な情報提供によって患者の理解を得る
③患者の選択権を尊重する
④記録と保管をする
⑤説明者，患者双方の署名入りの同意書を得ることが望ましい

表1 ■ 異物摘出術におけるインフォームドコンセントの方法

表2
①患者の病名・病態
②異物摘出術を必要とする理由
③実施しようとする異物摘出術の具体的内容
④異物摘出術を受けることで期待される効果
⑤異物摘出術で予想される危険性
⑥実施しようとする異物摘出術の代替法
⑦異物摘出術を受けなかった場合の予後
⑧質問がある場合の連絡先

表2 ■ 異物摘出術におけるインフォームドコンセントの内容

②客観的な情報提供によって患者の理解を得る

客観的な情報を優先し，医師の主観的な情報は極力避けるようにする．明確な病名のもとに，文献的な統計データなどを指標として治療選択について説明する．当該施設での治療成績，併発症・偶発性の発生頻度なども呈示すると良い．治療内容を誘導するような表現は避けるようにする．必ず代替法を提示して，その有効性や併発症の発生などについても説明する．

③患者の選択権を尊重する

患者がどこまで理解できているかを，説明の合間や最後に医師が確認するようにして，理解が不足している場合は繰り返して説明する．決定権はあくまでも患者本人にあり，治療の自主的な選択，同意または拒否をすることを妨げない．

④記録と保管をする

IC した内容はカルテに記録し，患者に提供した説明文書は複写してカルテに保管すること．医師の説明義務を果たしているかどうかを証明できるのは現時点ではカルテ記録のみである．レコーダーなどで説明の一部始終を録音しておくことも良いと考える．

⑤説明者，患者双方の署名入りの同意書を得ることが望ましい

説明者および患者（判断能力の無い患者の場合は代諾者）の署名入りの同意書を作成して，複写などを行い，医療提供側と患者側の双方で保存することが望ましい．

2 気道異物摘出術における IC の内容

気道異物摘出術の IC には，以下の項目が含まれている必要がある．項目を**表2**に示す．

①患者の病名・病態

患者の現病歴，理学的所見，実施された検査データなどを総合的に評価し，担当医が判断した病名・病態を分かりやすく説明する．

②異物摘出術を必要とする理由

気道異物と診断した経緯と妥当性，治療による効果を具体的に説明する．気道異物の場合，その時点で症状の有無に関わらず治療が必要であること，長期間放置したら呼吸機能の低下をきたす可能性があり，摘出することで呼吸状態が改善することを説明する．

③実施しようとする異物摘出術の具体的内容

異物摘出術の必要性が患者に了解されたら，実際に実施する手術の内容の説明を行う．できるだけ医学用語は用いず，分かりやすい表現で説明する．異物摘出術に用いる機器について，手術体位，手順についても説明する．

④異物摘出術を受けることで期待される効果

異物を摘出することでどのような利点があるのか明確に説明する．

⑤異物摘出術で予想される危険性

　異物摘出術で予想される一般的な併発症とそれに対する対処法，偶発症がおきる頻度などについて，できるだけ具体的に分かりやすい言葉で説明する．また，患者が乳幼児であるなど，その症例において特殊性がある場合は，危険性が上昇する偶発症について更に詳しく説明するべきである．特に，重篤な偶発症や死亡率など，話しにくい内容についても十分に理解が得られるまで説明しておく．特に異物摘出操作を行っている最中に呼吸換気が困難となり，窒息死する危険性があることについては，事前に十分すぎる程に説明し，理解してもらう必要がある．

⑥実施しようとする異物摘出術の代替法

　行おうとしている手技に代替する方法がある場合は具体的に提示して説明する．効果や危険性についても説明し，推奨している手技と比較した情報も提供し，患者に選択する機会を保証する．

⑦異物摘出術を受けなかった場合の予後

　ICの結果，推奨する治療を拒否する事態に遭遇した場合は，セカンドオピニオンについても十分に説明する．しかし，患者の様態に猶予が無い場合はその旨も説明する必要がある．推奨する治療を受けなかった場合に想定される内容を分かりやすく説明したうえで，治療を受けなかったことでの不利益は自己の判断によるものであることを説明する．

⑧質問がある場合の連絡先

　十分な説明を受けた後でも，患者もしくは患者家族から質問があれば対応する体勢があることを説明する．具体的に連絡先を指定し，いつでも対応できるようにしなければならない．また，治療開始直前まで患者は治療選択を変更して良いことを説明する．

III 説明文書と承諾書の事例

　ICの書式については，法律などでの既定は無く，それぞれの施設が独自の書式を用いて行っているのが現状であり，病院施設規模や対応する医療スタッフの実施状況，患者の理解度などによってさまざまとなっている．できれば同一施設内では書式を統一したほうが良い．説明文書や同意書の書き方例も示されている[7]ので参考にすると良い．気管支鏡下の気管支異物摘出術の説明文書と承諾書の例を図1～3に示す．

（多田　靖宏）

●文献

1) 岡本珠代：インフォームド・コンセントの50年．人間と科学：県立広島大学保健福祉学部誌 10：1-8, 2010
2) 日本医師会（編）：医師の職業倫理指針．第1章　医師の責務．日本医師会雑誌 131（付録号）：1-46, 2004
3) 古川原明子：治療行為とインフォームド・コンセント法理．現代法学 20：115-155, 2011
4) 峯田周幸：インフォームド・コンセントの基本的な考え方と実践　特集・耳鼻咽喉科外来におけるインフォームド・コンセント．MB ENT 163：1-6, 2014
5) 熊井浩一郎，真口宏介，村井隆三：インフォームド・コンセントガイドライン．日本消化器内視鏡学会卒後教育委員会（編），消化器内視鏡ガイドライン　第3版，pp9-15，医学書院，2006
6) 加古川西市民病院　情報管理委員会：加古川西市民病院　インフォームドコンセントガイドライン．pp1-5, 2013
7) 前田正一，瀧本之：説明・同意文書の記載方法．前田正一（編），インフォームド・コンセントその理論と書式実例，pp16-23，医学書院，2005

3・気道異物摘出のインフォームドコンセント

図1 ■ 説明文書

説　明　文　書

気管支直達鏡下の異物摘出術について

この文書は、患者：○○○○○様への「気管支直達鏡下の異物摘出術」に関して、その目的、内容、危険性などを説明するものです。説明を受けた後、不明な点がありましたら何でもおたずねください。

1. 説明日：　　　年　　月　　日
2. 説明医師：
3. 説明を受けた方：
   (1) 患者様本人に判断能力がある場合
       患者様本人：(自筆署名、もしくは記名押印)

       同席者：(自筆署名、もしくは記名押印)　　　　　(患者様との関係：　　　)

   (2) 患者様本人に判断能力がない場合
       代諾者：(自筆署名、もしくは記名押印)　　　　　(患者様との関係：　　　)

       同席者：(自筆署名、もしくは記名押印)　　　　　(患者様との関係：　　　)

図2 ■ 手術承諾書

手　術　承　諾　書

○○○病院　病院長　殿

私は、気管支直達鏡下の異物摘出術　を受けるにあたり、下記の医師から、説明文書に記載されたすべての事項について説明を受け、以下のチェック項目の内容を十分に理解しました。また、私は、この手術を受けるかどうか検討するために、そのための時間も十分に与えられました。以上のもとで、自由な意思に基づき、この手術を受け取ることを承諾します。

なお、この手術に関する説明文書とこの承諾書を受け取りました。

- □ 病名・病態
- □ 手術の目的・必要性・有効性
- □ 手術の内容と注意事項
- □ 手術に伴う合併症・併発症とその発生率
- □ 併発症発生時の対応
- □ 代替可能な治療およびそれに伴う合併症・併発症とその発生率
- □ 手術を行わなかった場合に予想される経過
- □ 患者さんの具体的希望
- □ 質問、承諾書を撤回する時の連絡先
- □ 手術の承諾撤回

(確認後に□項目にチェックしてください)

(説明)
説明年月日：平成　　年　　月　　日
説明医：
氏名　　　　　　　　　　　　　　科
立会者（所属）
氏名　　　　　　　　　　　　　　科

(承諾)
承諾年月日：平成　　年　　月　　日
承諾者（本人）：(未成年、患者さんに判断能力がない場合のみ、代諾者が自筆署名)
氏名
代諾者　(患者さんとの関係：　　　)
住所
氏名

手術に関する説明

診断名：気管支異物

病　態：気管支という肺へ空気を送る通り道の一部に異物があり,呼吸の妨げになっています。場合によっては弁のようになり,肺に入った空気が出せなくなり,肺が過膨張して呼吸ができなくなるような状況もあり得ます。

手術術式：気管支直達鏡下異物摘出術

日程・予定手術時間：平成00年0月00日　00時00分より　約00時間

麻酔法：全身麻酔

手術内容：
仰臥位・過伸展位とし,マスクにて麻酔換気を行い眠った状態とします。十分に換気した後,経口的に気管支鏡を気管内に挿入します。挿入が確認できたら,気管支鏡を通して麻酔換気を継続します。気管支鏡に内視鏡を挿入して気管内腔を詳細に観察して異物の有無を確認します。異物が確認された場合は,異物を鉗子で把持して摘出します。複数個ある場合はこの操作を繰り返します。異物の周囲に感染がおきていて,膿汁の貯留などがあれば,吸引洗浄を行うこともあります。
最後にもう一度気管内腔を声門下まで十分に観察し,異物の残存が無いことを確認して手術終了とします。

手術偶発症：
・手術中は,自発呼吸（自分で呼吸する）は消失するため,麻酔科医による換気操作が必須となります。呼吸管理は責任を持って行いますが,異物の位置によっては十分な酸素を身体に送ることが難しい場合があります。また,頻度は高くありませんが,手術操作を行っている最中に気管支が痙攣し気管が狭くなることや,出血によって血液が気管に貯まることで麻酔換気が不能となり手術中に窒息死する危険性があります。
・異物の影響で気管粘膜が膨張している場合は,異物も見にくくなり,更に鉗子操作が十分に行えなくなるために異物の摘出が困難となります。そのような場合,一旦手術は中止として,炎症を抑える治療を行ったうえで,後日再手術を行うことがあります。異物油分を多く含む食物であった場合や,数日間入ったままだった場合にこのような状況が起きる可能性が高くなります。

・異物が摘出できたとしても，重篤な肺炎を併発する可能性があります。
・術後の全身状態によっては集中治療室(ICU)での管理を必要とする場合があります。
・不測の事態が生じる可能性はありますが，適宜最善の対応を行います。

全身麻酔の偶発症：
全身麻酔をかけること自体が身体に負担となるため，術後に吐き気などの消化器症状，肝・腎機能障害などをきたす可能性があります。念のために術後に採血を行い確認します。
手術中はベット上に長時間安静となるため，血管内に血栓が生じ，そのために血栓症（脳梗塞・心筋梗塞・肺梗塞など）を引き起こす可能性があります。予防策はとっておりますが，発症が疑われる場合は，迅速に最善の対応を行います。

術後経過：
【異物が摘出可能で，全身状態が良好であった場合】
術直後は酸素投与を行いベッド上安静ですが，レントゲン上肺炎が無く呼吸状態に問題がなければ安静は解除となり，その後はトイレ歩行を許可する予定です。
【異物が摘出可能であったが，全身状態が不良の場合】
集中治療室での全身管理を行います。場合によっては鎮静して気管挿管を行った状態で管理する場合もあります。経過をみて全身状態が改善したら一般病棟へ移動します。
【異物が摘出不能であった場合】
異物反応で周囲の粘膜に強い炎症がおきている場合は，抗菌薬やステロイド薬などを用いて炎症を改善させる治療を優先します。肺のレントゲンや採血結果などで改善が確認された後，あらためて全身麻酔下に異物摘出術を行います。

・飲水や食事は指示があるまで禁止です。状況に応じて再開します。
・一旦は呼吸苦が無く経過したとしても，後から喉頭や気管の腫れが起きたり，肺炎を起こすことがあり，呼吸状態が悪化する場合があります。その際は，再度レントゲンやCTなどで確認を行い，適宜対応します。
・最終的に全身状態に問題がないことが確認されたら退院となります。

代替可能な治療およびそれに伴う合併症・併発性とその発生率：
内視鏡的な異物摘出の方法があります。内視鏡で見ながら異物を確認し，鉗子にて除去する方法です。内視鏡で用いる鉗子ではつかめないような物の場合は，摘出が困難となる可能性があります。

手術を行わなかった場合に予想される経過：
異物は自然に排出されることもありますが，かなり稀です。
受診時に呼吸症状がなくても，長期間異物が存在すると，異物周囲の粘膜に炎症が起きてしまい，腫れや感染がおき呼吸苦を引き起こす場合があります。その場合は，摘出が困難となるばかりか，重篤な呼吸障害をきたし危険です。

患者さんの具体的希望（治療方法や入院生活について）：

手術の承諾撤回：撤回は手術直前まで可能です。

質問，承諾書を撤回する時の連絡先：○○○病棟のナース・ステーションにご連絡ください。担当医が不在の場合は，当番の医師が対応する場合があります。

図3■手術に関する説明書

2章 診断・対策

4 食道異物摘出のインフォームドコンセント

I 食道異物摘出におけるインフォームドコンセントの必要性

1 疾患背景

　食道異物は決して稀ではなく，日常的に遭遇する病態である。患者として最も多いのは小児であり，その他では高齢者や精神疾患患者にも多い[1]。異物摘出術の適応を**表1**に示す[2]。小児の異物としては乾電池やボタン電池などが多いが，これらは毒性のある内容物を含んでいる。高齢者では義歯や薬剤のPTP（press through package）の誤飲が多く，これらは食道壁を貫通して穿孔をきたす可能性がある。また，精神疾患患者では針やガラス片等を飲み込むケースがあり，処置を誤れば危機的な状況に陥る食道異物が多く存在する。患者層や異物の状況からは，患者本人よりもその家族に対して非常に丁寧なインフォームドコンセントが要求されることが多い。

2 病態に応じたインフォームドコンセント

　食道異物の状況に応じて緊急度や摘出の方法，摘出後の経過予測などを勘案し，インフォームドコンセントを行う必要がある。コイン・ボタン電池では腐食性食道炎をきたす恐れがあるため，いち早く取り出す必要があることを強調するべきである。またPTPや有鉤義歯では取り出し時に食道や咽頭壁を傷つける可能性や，あるいは取り出せない可能性があり，外科的手術の介入が必要になることもある。各種の異物摘出術の特徴（**表2**）などをよく理解したうえで，明確に説明を行う必要がある。

---

1. 緊急性がある場合
    a. 消化管壁を損傷する可能性があるもの
       有鉤義歯（部分入れ歯），針，PTP包装した薬剤，魚骨（特に鯛の骨），爪楊枝，鉛筆，ガラス片，剃刀刃，など
    b. 腸閉塞をきたす可能性があるもの
       胃石，食物塊（肉片など），内視鏡的切除術を行った巨大な切除標本，ビニール袋など
    c. 毒性のある内容物を含有するもの
       乾電池（マンガン，アルカリ），ボタン電池（アルカリ，マンガン，水銀，リチウム）など
2. 緊急性がない場合（上記以外のもの）
       コイン，パチンコ玉，ボタン，碁石，ビー玉，体温計内の水銀，など

表1 ■ 異物摘出術の適応
（赤松泰次，他：異物摘出術ガイドライン．日本消化器内視鏡学会卒後教育委員会（編），消化器内視鏡ガイドライン第3版，pp206-215，医学書院，2006 より）

方法	長所	短所
上部消化管内視鏡	・侵襲が比較的少ない ・異物の材質にかかわりなく施行可能 ・外来で施行可能	・異物の形状や大きさにより限界がある ・回収時に消化管損傷をきたす可能性あり ・乳幼児では全身麻酔が必要
磁石付き胃チューブ	・侵襲が少ない ・乳幼児でも全身麻酔の必要がない ・外来で施行可能	・磁石に接着する材質の異物に限られる ・異物の形状や大きさにより限界がある
外科的手術	・異物の形状，大きさ，材質に制限がない ・回収時に消化管を損傷することがない ・穿孔や腸閉塞をきたしていても施行可能	・侵襲が大きい ・入院治療が必要

表2 ■ 各種異物摘出術の特徴
（赤松泰次，他：異物摘出術ガイドライン．日本消化器内視鏡学会卒後教育委員会（編），消化器内視鏡ガイドライン第3版，pp206-215，医学書院，2006 より）

II 食道異物摘出におけるインフォームドコンセントの実際

①異物を放置した場合の危険性
②摘出術の緊急性の有無
③前処置・鎮静の方法と併発症
④摘出の方法と選択
⑤摘出術に伴う偶発症（粘膜損傷，穿孔，出血，誤嚥）とその対処方法
⑥摘出術後の経過

について説明し，同意を得る[3]。以下に小児および高齢者で緊急性のある2つのケースについて，インフォームドコンセントに具体的に盛り込むべき点について述べる。

1 小児の食道異物（リチウム電池誤飲）に対するインフォームドコンセント

a 異物を放置した場合の危険性

　　アルカリ電池は胃の中に入ると放電し，胃酸によって覆っている金属が腐食され，電池の中にあるアルカリ性物質が流れ出して胃の壁を損傷することが警告されている。一方，リチウム電池は放電能力が高く，電池の寿命が切れるまで一定の電圧を維持する特性を有する。このため誤飲すると消化管の中で放電し，電気分解によりマイナス側にアルカリ性の液体を生成する。このためリチウム電池では30分から1時間という短時間でも消化管壁に潰瘍を作ってしまうことが報告されている。金属被膜の腐食には胃液が必要であるが，放電はどこでも起こるため，食道内でもアルカリによる壁の損傷を生じる。

b 摘出術の緊急性

　　上記のごとくリチウム電池では1時間以内という短時間で消化管壁の損傷が生じるため，直ちに摘出術を行う必要性がある。

c 前処置・鎮静の方法と併発症

　　内視鏡的に異物摘出を行う場合，乳幼児においては全身麻酔下で行うことが原則である。可能な限り，麻酔科あるいは小児科の協力を得る。全身麻酔に伴う併発症として，薬剤のアレルギーや呼吸・循環抑制の可能性につき説明を行う。磁石付き胃チューブ（マグネットチューブ）を使用する場合は鎮静を行わない，もしくは静脈麻酔のみで施行可能である。

d 摘出の方法と選択
①上部消化管内視鏡による摘出
　通常は1チャンネル前方視型スコープを用いる。全身麻酔下に内視鏡を挿入し，異物を直接確認する。V字鰐口型把持鉗子や回収用ネット，バスケット鉗子等を挿入して回収する。大きな電池などの場合には内視鏡的硬化療法用のバルーンをスコープの先端部に装着し，バルーンを膨らませた状態で把持した異物と一緒にスコープをゆっくりと引き抜く。バルーンの膨らみによって頸部食道にスペースを確保でき，消化管壁の損傷を予防できる。

②マグネットチューブによる摘出
　磁石に接着する金属製の異物で，形状が鈍で比較的小さなものが適応となるため，ボタン電池などは非常に良い適応である。マグネットチューブを口から挿入し，X線透視下で異物の位置を確認しながらマグネットチューブの先端を異物に誘導する。異物がマグネットに接着したら，透視を見ながらチューブをゆっくりと引き抜き，摘出する。マグネットチューブによる摘出の成功率は必ずしも高いとは言い切れず，内視鏡的摘出など，他の方法に切り替える必要性が生じる場合もある。

e 摘出術に伴う併発症・偶発症とその対処方法
①粘膜損傷および穿孔
　リチウム電池などの場合，摘出操作に伴う粘膜損傷の頻度は低いものの，食道入口部などの生理的狭窄部では粘膜損傷の可能性がある。穿孔となると更に頻度が低いが，大きな異物を除去する際には特に愛護的な操作を要する。

②出　血
　電池の形状は鋭利ではないため，抜去時に粘膜に接触することで出血をきたす可能性は少ないが，やはり食道入口部などの生理的狭窄部位では圧挫減による出血の可能性は否定できない。

③誤　嚥
　幼小児の場合，原則全身麻酔下での摘出となる。気管内挿管の場合，誤嚥の可能性は非常に少ない。しかし，挿管していない状況では摘出した異物を口腔内に落とした場合に誤嚥の危険性がある。また，マグネットチューブを経鼻挿入した場合，口腔内で異物をマグネットから脱着する操作が必要となるため，誤嚥の危険性があることを確認する。

f 摘出術後の経過
　リチウム電池の場合，短時間で摘出しても消化管壁に障害を起こすため，摘出後はしばらく児の症状を経過観察する必要がある。

2 高齢者の食道異物（有鉤義歯誤飲）に対するインフォームドコンセント
a 異物を放置した場合の危険性
　有鉤義歯を放置した場合，食道壁を損傷し粘膜出血をきたすことや，全層を貫き，穿孔から縦隔炎，縦隔膿瘍を引き起こす。特に有鉤義歯は口腔内の細菌に暴露されており，比較的汚染が強いことから感染には特に注意が必要である。また，長時間放置した場合には隣接する大動脈壁を貫いて，食道大動脈瘻から突然死に至る可能性がある。また気管を貫いて食道気管瘻を引き起こす可能性もある。いずれにしても自然排泄は期待できないので，内視鏡や外科的アプローチによる摘出が必要である。

b 摘出術の緊急性
　上述のごとく，自然排泄は期待できず，長時間放置すると縦隔炎や縦隔膿瘍から敗血症や大出血に至るまで，危険性は非常に大きいことから，早急な摘出が必要である。

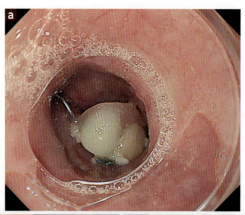
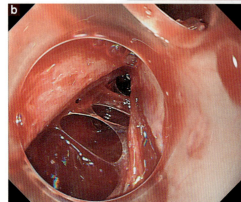
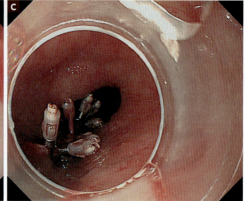

図1 ■ 有鉤義歯による食道異物症例
a. 食道壁に食い込んだ有鉤義歯を認める。
b. 内視鏡的摘出後の食道壁が全層性に穿孔している。
c. 穿孔部をクリップで閉鎖した。

c 前処置・鎮静の方法と併発症

　有鉤義歯を内視鏡的に摘出する場合，鎮静なしでは処置が困難である。引き抜いた後もクリップでの粘膜閉鎖などの処置を行うこともあるため（**図1**），複数回のスコープの出し入れが必要なことや，オーバーチューブを挿入する場合もあることから，鎮静はほぼ必須である。通常は静脈麻酔による鎮静下で行われる。また，鎮痛薬を使用することも多い。気管内挿管を行うと，食道入口部を圧迫して義歯が引っかかりやすくなることを考慮する必要がある。
　鎮静に伴う併発症として，呼吸・循環抑制の可能性，更に消化液の誤嚥から時に重症肺炎を引き起こす可能性などについて説明を行う。

d 摘出の方法と選択

①上部消化管内視鏡による摘出

　まず試みるべき摘出法である。有鉤義歯の場合，スコープ先端にフードを装着して，鉤の部分をフード内に納めて摘出する。内視鏡的硬化療法用バルーンをスコープ先端に装着し，バルーンを膨らませた状態で異物と一緒に引き抜くことも壁の損傷を軽減できるために有効である。食道入口部に存在する異物でなければ，オーバーチューブの装着も有用である。義歯のサイズが比較的小さければ，そのままオーバーチューブを通して引き抜くことができるし，収まりきらない場合でも，できるだけおさめて引き抜くことで壁の損傷を軽減できる。

②手術による摘出

内視鏡的に摘出できない場合，手術による摘出が必要となる。食道入口部付近であれば，頸部からアプローチして食道を切開し，義歯を摘出する。胸部食道であれば開胸もしくは胸腔鏡操作によって食道を切開し，摘出する。食道胃接合部に存在する場合には経腹的にアプローチすることが可能である。発症から24時間以内で，食道裂傷部と縦隔の汚染が進んでいなければ，切開部をトリミングして縫合閉鎖することが可能であり，時間が経過して縦隔が汚染されていれば，単純閉鎖は行わずにドレナージをつけることが必要となる。

e 摘出術に伴う併発症・偶発症とその対処方法

①粘膜損傷

有鉤義歯の場合，すでに食道壁に食い込んでいることが多く，内視鏡的に引き抜く際に粘膜損傷は高頻度で発生する。粘膜の損傷だけであれば基本的に数日間の経過観察でよいことが多い。粘膜の裂傷が大きく出血の危険性が高い場合や，裂傷が筋層に及んで遅発性の穿孔などが疑わしい場合には裂傷部を止血用クリップなどで閉鎖する。

②穿孔

有鉤義歯が深く壁に食い込んだ場合は，全層を貫いていることも多い。これを引き抜く際には必ず穿孔を生じる。発見からの時間が短時間で粘膜の状態が健全であれば，止血用クリップで閉鎖を試みる。そしてその後バイタルサイン，血液生化学検査所見，単純X線やCT所見などを注意深く観察し，所見の悪化がある場合には外科的処置を行う。摘出した際の欠損孔が大きい，穿孔部が激しく汚染されている，などの所見がある場合，早期の外科的処置を考慮する。

③出血

内視鏡的に義歯を摘出するには出血にも十分に注意する。特に高齢者で抗凝固薬療法などを受けている場合には要注意である。引き抜き裂傷からの出血であれば止血用クリップでの裂傷部閉鎖が有効である場合が多く，少量の出血であればトロンビンの散布なども有効である。ワルファリンを服用している場合はビタミンK製剤によって拮抗し，出血を抑える。

④誤嚥

内視鏡的に義歯を取り出す際には鎮静を行っていることが多いため，口腔内に異物を落とすことのないように注意する。小さな義歯では気管に吸い込まれることもあり，その場合は気管支鏡での摘出が必要となる。義歯摘出の際には，最後まできちんと異物を画像として捉えながら口外まで確実に引き抜く事が重要である。

f 摘出術後の経過

有鉤義歯を内視鏡的に引き抜いた後は穿孔の可能性があるか，穿孔をきたしている状態である。そのため縦隔炎，縦隔膿瘍の発生に注意しつつ，数日間から場合によっては数週間の絶飲食とし，再度内視鏡や食道造影を行って問題がないことを確認してから経口摂取を再開する。

手術の場合は縦隔炎，縦隔膿瘍に加えて膿胸や術後出血などに注意しつつ，食道と縦隔の状態に応じて絶飲食期間を設ける。その後内視鏡や造影検査を行って縫合不全のないことを確認し，経口摂取を再開する。

この他にも食道異物は数多く存在するが，異物の種類や時間経過などを考慮して，病態に応じたインフォームドコンセントを行う必要がある。

（中島　政信・加藤　広行）

●文献

1) Miyazaki T, Hokama N, Kubo N, et al：Management of esophageal foreign bodies：experience of 90 cases. Esophagus 6：155-159, 2009
2) 赤松泰次, 白井孝之, 豊永高史：異物摘出ガイドライン. 日本消化器内視鏡学会卒後教育委員会（編）, 消化器内視鏡ガイドライン第3版, pp206-214, 医学書院, 2006
3) 岡村誠介, 小澤俊文, 須賀俊博：異物除去, 狭窄治療. 日本消化器内視鏡学会卒後教育委員会（編）, 消化器内視鏡ハンドブック, pp277-287, 日本メディカルセンター, 2012

5 気道異物の診断

　気道異物は，重篤な呼吸障害により致命的となることもある極めて重要な疾患である。また，異物の介在が遷延すると感染症を併発し重症化することがあるため，早期の診断と治療が要求される。異物の種類で最も頻度が高いのは，小児ではピーナッツをはじめとしたX線透過性の食品や玩具によるもの，成人では歯科材料の誤吸入によるものである[1,2]が，これらを念頭に気道疾患の診断について述べる。プライマリな診療内容とともに，現代の基幹病院の気道異物の診断においては画像診断，中でもCTの価値が急速に高まっているため，特に詳細に記載する。

I 問　診

　異物の内容，誤飲状況，症状を注意深く聴取する。病歴の聴取は気道異物の診断に最も重要であり，平林[3]は，異物誤飲エピソードの丁寧な聴取のみで80％の気道異物は診断が可能と述べている。まず医療者が異物の存在を疑うことが肝要であり，先入観を捨てた丁寧な問診が不可欠である。小児や認知症患者等では患者から聴取することが困難な場合が多く，周囲の者も誤飲を目撃しない場合も多いが，平素の摂食（ピーナッツ等の摂食習慣があるか），手の届くところに異物があったか，それが減っていないか，口に何か入れていなかったか，成人では歯科材料の欠落がないか等の確認が必要である。症状については，多くの症例で異物誤飲後咳嗽発作，喘鳴等が急性に出現するためにその状況を確認する。しかしながら異物が固定するとこれらの症状が軽減・消失する場合も少なくない[4]ため，異物介在が遷延している場合には，診断に難渋する場合もある。またピーナッツ等の植物性の異物の場合は粘膜刺激により気管支炎様の症状を遷延・反復することから，生来健康であった児が急に咳き込み始めたり，呼吸器症状が遷延・反復する場合には本疾患を念頭におく必要がある。また，体動や体位変換で異物が移動する場合には発作的な咳嗽や喘鳴を呈することがあるため，こういった状況も注意深く聴取する。鑑別が必要となる気管支喘息等の呼吸器疾患の既往歴や家族歴も詳細に聴取する。

II 所見・検査所見

1 基本診察

　まず発熱の有無等のバイタルサインの確認，チアノーゼの有無，血中酸素飽和度等の確認を行い，呼吸不全がある場合には酸素吸入等の全身管理も遅滞なく平行して行う。なお気道異物が存在する場合，診察中の異物の気管・喉頭への移動により急激な呼吸困難を来す場合

があるので，酸素投与，吸引処置や気管内挿管，用手換気等ができる環境を整えて診察に当たるよう留意する。

　異物が気管支に存在すると患側肺の換気不全が出現し，多くの場合チェックバルブ機構による過膨張がおき，緊張性に無気肺となる[1]。視診・触診で胸郭運動に異常がないかを観察する。胸郭に手を置き，呼吸時の左右の拡張の違いを観察する。患側では拡張が鈍くなったり，過拡張の所見が認められる。打診により患側の鼓音の聴取，聴診により喘鳴の聴取もしくは呼吸音の減弱・消失が認められる。主気管支よりも末梢の気管支の異物嵌頓の可能性もあるため，上中下肺野の呼吸音の差にも留意する。肺炎・気管支炎が惹起されていると湿性ラ音等の異常呼吸音を聴取する。香取ら[1]によると気道異物例の94％に聴診上のなんらかの異常所見が認められ，異物存在を示唆する所見として最も重要であるとされる。なお複数異物が散在している場合，喉頭や気管の異物の場合等はこれらの所見に乏しいこともあるので注意する。また，異物存在の診断に不可欠ではないが，誤飲後の時間と肺炎・気管支炎の併発に相関がある[2]ことから，炎症反応等の採血異常値を確認しておきたい。

2 気管支鏡検査

　本項の詳細は別稿に譲るが，本質的には異物の存在確認は確実に気道内を診察することによって可能である。画像診断や主観に頼りすぎることなく，異物の存在が少しでも疑わしいときには予断を持たずに，早いタイミングで診断と治療を兼ね気道内の観察を行うべきである。基本的には麻酔科により全身管理をしつつ全身麻酔下に気道を観察するのが最も安全・確実である。ただし成人の場合はファイバースコープや鉗子類の発達により，局所麻酔下での異物の観察・摘出の可能性が広がっており，各施設の状況も鑑みながら方針を検討する。小児の場合は，ラリンジアルマスク等を用いた全身麻酔下で，硬性気管支鏡の挿入前に軟性気管支鏡を用いて喉頭，気管，気管支の異物の有無を確認するのが望ましい[5]。

III 画像診断

1 画像診断の位置づけ

　前項で述べたごとく，気道異物の診断においては画像診断に頼りすぎることなく，丁寧な問診，身体所見の診察と，最終的には気管支鏡検査が重要である。つまり，画像診断で異物の存在を「否定」するのは原則避けるべきである。

　しかし一方，画像診断技術から得られる臨床情報は極めて多く，気道異物の診療において提供されるべきであり，無くてはならないものである。本項では各種画像診断ツールについて記載し，特に最も頻用されるCTについて最新の知見も含め詳細に記載する。

2 単純X線検査

　最も基本的で不可欠な検査である。胸部の正面像が基本となるが，側面像が上部消化管異物の可能性も疑われる場合の鑑別に有用である。

　金属等のX線非透過性の異物の場合には異物の介在部位が明瞭に描出され，診断および摘出戦略の検討に有用な情報となり，特に成人例で多い歯科材料の異物の場合には有効である（**図1**）。なおアルミニウムはX線を透過しやすいため，小さい異物であると明瞭に描出されない場合があることに留意する[6]。異物と同種の物が用意できれば，傍らに置いて同時

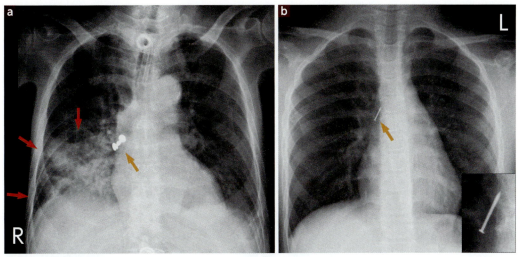

図1 ■ X線非透過性異物
a. 70歳，男性。脳梗塞後の遷延性意識障害で気管切開後の歯冠脱落例。右主気管支に異物が描出され（→），より末梢の肺で肺炎が惹起されている（→）。
b. 13歳，男性。自閉症児の押しピン異物。右主気管支に押しピンの金属部分が描出されている（→）。

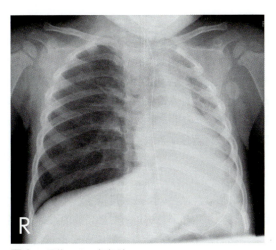

図2 ■ 異物による無気肺
2歳，男児。左主気管支黒豆異物の気管内挿管後。異物は左主気管支に完全に嵌頓していた。左肺が虚脱し透過性が低下している。

に撮影すると参考になる。肺野においては，チェックバルブ機構が働いている場合には，患側肺からの排気が困難になるため，患側末梢肺の透過性亢進・気腫性変化・血管陰影の減弱が認められる。肺炎像の有無にも留意する。完全閉塞の場合には無気肺（葉間陰影の偏倚，横隔膜の挙上等）が認められる場合がある（図2）。

撮影の際には，撮影対象の呼吸状態を観察しながら，最大吸気および呼気時にあわせて撮影することが望ましい。読影時には縦隔陰影の左右移動に注目し，いわゆるHolzknecht徴候[7]により診断する（図3）。すなわち患側肺の換気が行われないことから，縦隔陰影が吸気時に患側に，呼気時に健側に移動する。つまり，容積変化の少ない側の異物の介在を疑う。また，横隔膜高の変化の左右差，肺血管陰影の密度変化に留意する。同手法は簡便であり迅

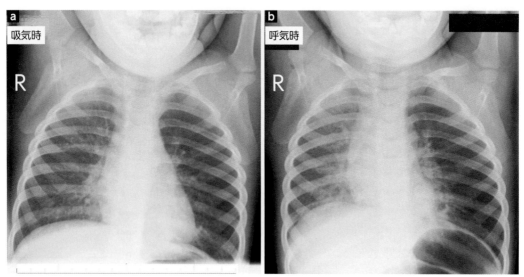

図3 ■ Holzknecht 徴候
2歳, 男児。左主気管支のピーナッツ異物。左肺はチェックバルブ機構により過膨張し透過性が亢進している。左肺で排気が行われず, 縦隔陰影が呼気時に健側に移動している。

速な方法ではあるが, 典型例を示さない場合も多く, 感度・特異度共に60〜70%程度[8]である。つまり, 異物の部位 (たとえば両側に存在する場合) や, 異物が狭窄部位を形成しない場合もあるため, 胸部X線写真に異常所見が無くても異物を否定することはできない。なお指示動作に従えない幼児例における最大吸・呼気時の撮影にはある程度熟練を要し, 場合によってはわざと啼泣させる[9]等の工夫が必要であるが, 啼泣している場合には異物の移動による呼吸症状の悪化に十分に留意する。

3 CT検査

胸部CTは昨今の気道異物診断において最も提供されてしかるべき画像検査である。多くの報告では, 呼吸困難が切迫する超緊急例以外では侵襲的な気管支鏡検査に先だって行うべき[10,11]とされる。特に, 病歴が不詳だったり, 喘鳴がなかったり, Holzknecht 徴候を示さないなどの早期診断が不能な症例において, 診断の確定と異物の取り残しを防止する意味で有用である。CTが有用である例を図4に示した。

CTの利点を列記すると,
①気道の途絶部分を客観的・視覚的に認識しやすい
②複数の異物・末梢の異物等の未知な異物の検出精度が上がる
③X線透過性異物でも描出され, 形状・物性の診断が可能
④肺炎・無気肺等の二次的変化の評価が可能
⑤術前後の客観的評価および患者への説明手段としての価値
⑥摘出機器の選定等の治療戦略決定の参考になる
などが挙げられる。

留意すべき点としてとしては,
①多い放射線量に十分に留意
②代表的なアーチファクトにつき理解した上で診断に使用する
が挙げられる。また, 運用面 (高品質な撮影がいつもできる状況か) の施設間差も留意点で

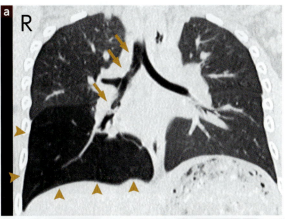
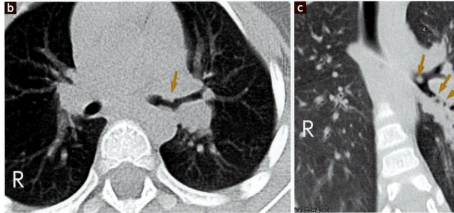

図4 ■ CTが有用な例
a. 1歳, 男児。右主気管支のセロハンテープ異物 (ADCT撮影)。右主気管支に長く介在する異物が描出されている (→)。スライス厚を薄くし, 角度を気管支に合わせ描出した。右下葉 (▲) の透過性が亢進している。薄いX線透過性異物でも描出可能で, 肺野の二次変化も把握できる。
b. 3歳, 女児。左主気管支のアイロンビーズ異物。ビーズ内腔が気管支軸と一致しているため, 換気が可能であることが判明した。X線透過性異物で, Holzknecht徴候が見られない例でも異物の部位や形態を把握可能である。
c. 4歳, 女児。左気管支のビーズ異物。複数の小さいビーズを誤飲した。異物の数・部位の確認にCTが有用である。

あろう。

　なお, わが国の基幹病院ではフィルムレス化が近年飛躍的に進み, 多くの施設で端末画面を操作して医療者自身が画像を読影したり, 画像自体を作成したり加工したりする時代となった。つまり, 従前以上にCTの知識が求められているため, 本書では特に詳細に記載することとした。さらに, 機器があれば是非使用すべきである高速多列面検出器CT (area detector CT：ADCT) および4DCTについても記載した[12, 13]。

a 基本的な撮影・確認方法

　撮影の際には, 必要に応じて薬物による鎮静を行う。その際, 過鎮静とならないように十分に呼吸状態に留意するとともに, 酸素投与や緊急気道確保ができるように準備を整える。鎮静に必要な時間は撮影法や撮影機器により大きく左右されるので, あらかじめ放射線技師等に確認するとよい。用手的に患者を抑制する場合には医療者被曝に留意する。撮影はコンベンショナルスキャン (一枚ずつ軸位断像を撮影する古典的なCT撮影法) は行わず, マルチスライスCT (multislice CT：MSCT, multidetector CT：MDCT。多列の検出器で高速

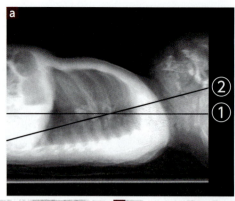
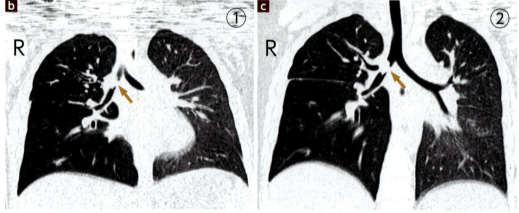

図5 ■ MPR画像による斜断面像の一例
1歳，男児。右主気管支のそら豆異物（→）（ADCT撮影）。体幹軸に沿って自動作成された画像（b）に比し，気管軸にそって作成したMPR画像（c）では気道全体の構造を確認しながら異物の部位，状況を把握しやすい。

にらせん状に撮影する）もしくはADCTを使用する。可能な限り低線量，高速で撮影できる設定とする。最大呼気時に撮影するとチェックバルブ機構の状態がわかりやすい。

①MPR画像による斜断面像（オブリーク画像）も確認する

　撮影の際には，自動的な画像作成（撮影軸および直交する2方向，それぞれ5〜10mm程度間隔で自動的に生成される断面像）のみならず，ボリュームデータ（対象の全方向に対して微細で連続的な立体画像データ）を取得する。そうしない場合，小さい異物を読み飛ばす可能性が高くなる。同データを基に多断面再構成像（multiplanner reconstruction：MPR）を作成し全方位的に連続的に観察する。この作業はワークステーションを必要とするが，CT操作卓に付属の場合，別の専用機がある場合，放射線技師の作業に委ねる場合，病棟や手術室等の端末で医師が自由に行える場合等があり，各施設の実情に応じて行う。スライス厚はなるべく薄くする。MPR画像上で気管走行にあわせた斜断面像を作成し（図5），気管走行に沿ってくまなく観察し異物の部位，形状，数を把握する。また，異物が存在する場合にはその末梢側の肺炎像，無気肺像にも留意する。なおこの作業では同時に，ワークステーションの測定機能によって，摘出器具の（太さ，長さ等の）検討も可能である。

②画像作成条件を変化させて観察する

　CTの撮影データには各部分にCT値が割り振られているが，関心領域についてCT値の中央を示すwindow level（WL）と色分けの範囲を示すwindow width（WW）で設定した範囲を白〜黒で色分けし，画像として表示している。この範囲を上回る部分は白，下回る部分は黒

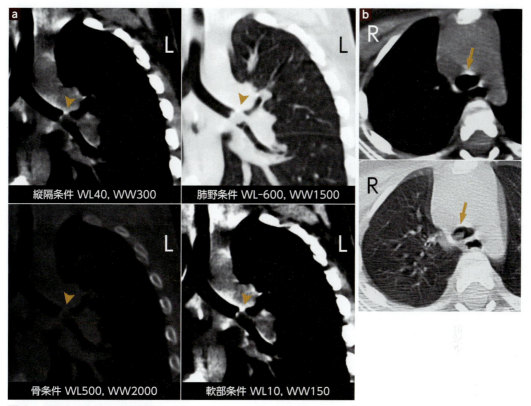

図6 ■ 画像作成条件による変化
a. 1歳，男児。左主気管支のナッツ異物（▲）。WL，WWを調整し関心領域を画像化するとともに，異物の物性を推し量ることができる。異物の大きさが見かけ上変化することに注意。
b. 1歳，男児。右主気管支のピーナッツ異物（→）。縦隔条件（上段）ではCT値の低い異物が画像上消失し，気道が本来の径よりも太く描出される。

の表示となる。一般的には縦隔や胸壁の軟部組織を評価する縦隔条件（WL 20〜60，WW 300〜400，肺野は黒になる）および肺野を評価する肺野条件（WL −550〜−700，WW 1000〜1500，縦隔は白になる）が使用され，ほかにも軟部組織条件（WL −10〜10，WW 150〜400），骨条件（WL 200〜500，WW 2000〜3000）等が使用される（**図6**）。可能であればWL，WWを連続的に変化させて画像を確認する。この作業によって肺野，縦隔，気道の各部位の評価を行い，さらに異物の物性を把握する。すなわち骨よりCT値が高いと金属や石灰化を含み，軟部組織に近いCT値だと有機性異物や，水分を多く含んだ物質となる。また異物の材質が均一であるか，周囲部分が痂皮や喀痰等の貯留物で修飾されているかなどを評価する。注意すべきは，異物のCT値によっては異物が描出されないことである。特にCT値が低い異物は，WWの狭い条件であると黒くなり画像上消失してしまう。また，軟部組織条件では気道が実際の径よりも見かけ上太く描出される。異物や気道の正確な形状・大きさや径を評価したいときには骨条件や肺野条件を使用する。

③3DCTがときに有用である

ボリュームデータを利用し，立体画像である3DCTを作成できる（ボリュームレンダリング法）。異物が存在している場合の気道の途絶の状態や肺野の変化を視覚的に捉えられ，また仮想内視鏡像により，異物の形状，管腔との位置関係を把握できる可能性がある。ただし3DCTは作成に時間と技術がある程度必要であり，あくまでも作成者の主観が入る「作られ

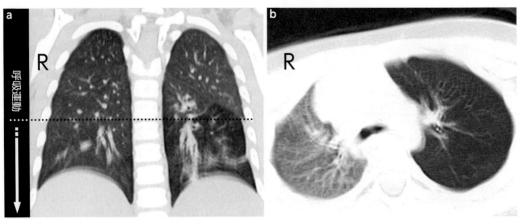

図7 ■ モーションアーチファクトの例
幼児や，鎮静下の患者は指示に従えず，MSCTでは必ず撮像中に呼吸動作がある。
a. 呼吸動作が行われた下方で，より組織がブレている。
b. 呼吸動作が行われた部分においては，組織が二重に写ったり，重なりによって増強されたりする。

た」画像であることに留意すべきである。

b 放射線被曝に十分留意する

　気道異物においては臨床上の有益性は被曝リスクを一般的に上回ると考えられているものの，非常に放射線量が多いことは事実である。Brennerら[14]は，小児に対するCT検査が遠因となり年間500人が死亡していると著した。こういった説は過去に大きく報じられ，昨今の放射線被曝への意識の高まりからも，医療者は正しい知識をもつよう求められている。特に，小児の撮影では成人と異なり格段の配慮が求められていることを知る必要がある。詳細は小児CTガイドライン[15]に述べられているが，つまり

①小児は放射線感受性が成人よりも著しく高い
②余命が長いため放射線障害が発現する機会が多くなる
③体格が小さく，成人同様の撮影条件では臓器の被曝量が数倍になる

ことから，検査の適応を個別に検討し，小児に最適化した撮影条件を使用するよう推奨されている。特に胸部は組織加重係数（放射線が及ぼす影響を臓器ごとに表す係数）が他部位よりも高い。小児では決して成人と同様の撮影条件にはせず，可能な限り低線量，高速で撮影し，被曝低減に留意する必要がある。また検査の必要性と被曝を明確に説明できる必要がある。なお市販のCT機器は撮影前に必ず推定被曝量が表示されるが，国際放射線防護委員会等は小児の胸部撮影時の目安の線量を規定[16,17]しているので，超過しないように参考にされたい。

c アーチファクトを理解する

　CTは優れた機器であるが，回避しきれない画像雑音（アーチファクト）があることを理解する必要がある。気道異物の診断で問題となる代表的な事項について示す。

①モーションアーチファクト（図7）

　現在，主流のMSCTでは，いかに高速な機器であろうと，撮像には十数秒〜数十秒が必要である。この間に対象物が動くことにより組織が二重に撮像されたり，ぶれたり，逆に強調されて描出される現象が起こるが，これをモーションアーチファクトという。小児や指示に従えない患者においては体動があるとこのアーチファクトにより診断に著しく支障が起き，再撮影を余儀なくされる。また，鎮静をかけた場合や指示に従えない幼児では，撮像中には必ず呼吸や心拍動作が行われる。幼小児の呼吸心拍動作は成人よりも早いこともあり，この現象は必ず

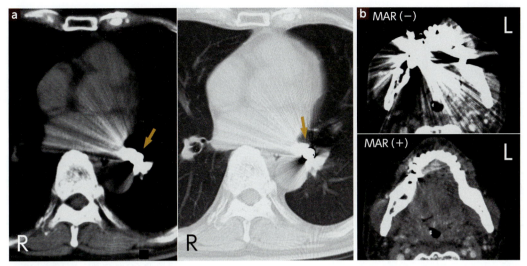

図8 ■ 金属アーチファクト
a. 75歳，男性。左主気管支の歯冠異物。異物（➡）周囲の組織が描出されず，同部を中心に放射状・波状に陰影濃度が変化している。
b. 口腔領域におけるMARの例。歯科材料により出現した著しいアーチファクト（上段）がMARにより補正され周囲の描出能が改善している（下段）。東芝製CTに実装されている「SEMAR<TM>」の例。

発生し，回避不可能である。つまり，撮影時には体動を可能な限り排除することと，読影の際は二重に写る異物や気道，ぶれているものはこのアーチファクトの可能性を必ず念頭におく。

②金属アーチファクト（図8）

CTでは，金属部分の周囲にデータ取得に必要なX線が到達せずに描出されなかったり，画像の濃さが波状に変わる現象（ビームハードニング現象）等の要因によって，正常な画像が表示されなくなる現象が起こるが，これが金属アーチファクトである。歯科領域の金属性異物が多い成人の気道異物の診断においてはしばしば問題となり，異物周囲の組織が正しく描出されない現象が起こる。最近，金属アーチファクトを低減する技術（metal artifact reduction：MAR）が開発されており，有効な可能性がある。

③パーシャルボリュームエフェクト（部分体積効果）

画像作成時にスライス厚が厚いと，小さな異物が周囲の物質の濃度と平均化されてしまい，見かけ上異物が消失することがある。また気道の辺縁や異物の境界部分といった異なる物質の境界部では，見かけ上CT値が異なって表示されてしまったりする。画像作成の場合には可能な限り薄いスライスにすることによって防止できる。また運用上厚い画像しか取得できない場合には，この効果により上記のようなことが起こりうることを理解しておく。

d 高速多列面検出器CT（ADCT）

ADCTを有する施設においては，是非とも利用すべきである。現在主流のMSCTは，患者を動かしつつ，ある程度の幅の検出器が連続回転しながら撮影するが，ADCTでは，従来と比し体軸方向に非常に広い面状の検出器と照射線源が，超高速に連続回転できる[12,13]。1回転のみで広範囲の三次元データを取得でき，撮像中にベッド移動がないために，全部位において時間的な差がない画像が一瞬で撮影可能である（＝等時相性）。小児でも薬物睡眠を必ずしも必要とせず，モーションアーチファクトが無いため異物の診断能が飛躍的に改善し，しかも被曝量を低減できる（図9）。また，この機器で連続撮影することにより，時間的に連続した立体画像データ（4DCT）を得る事が可能である（図10, 11）。呼吸をさせながら

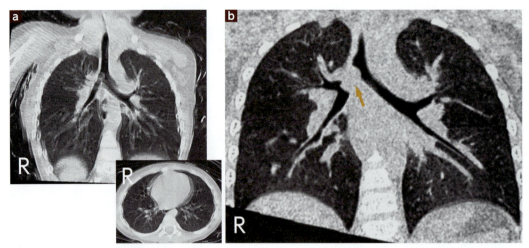

図 9 ■ ADCT とモーションアーチファクト
1 歳，男児。右主気管支のピーナッツ異物。他院で撮影された MSCT による画像 (**a**) は体動により著しいモーションアーチファクトが生じていた。再撮影した ADCT (**b**) は無鎮静でも全肺を同時にごく短時間で撮影するため時相が等しく，被曝が低減する。同アーチファクトが消失するため画像のブレがなく連続性が高まり，より末梢気道までの診断能が高まる (異物 ➡)。

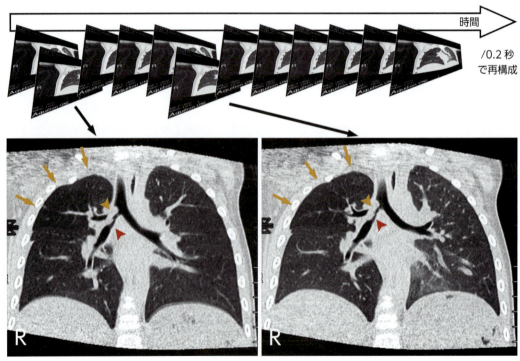

図 10 ■ ADCT による 4DCT
1 歳，男児。右気管支のピーナッツ異物。0.2 秒ごとに再構成された連続的な MPR 画像から，最大吸気と最大呼気時の画像を示す。右上葉支には異物が嵌頓し (▲)，右上葉 (➡) においては呼吸時の容積変化がない。▲で示す右下葉枝には全周性に狭窄が認められるものの，右下葉は呼吸と共に容積の変化が認められる。画面上では動的にこれらが観察可能である。

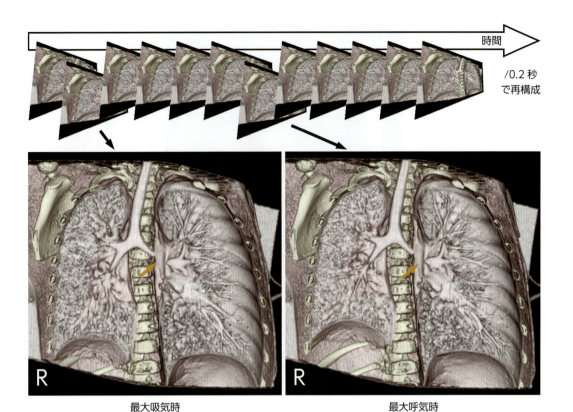

図11 ■ ADCTによる4DCT
1歳，女児。左主気管支のピーナッツ異物。0.2秒ごとに再構成された連続的な3DCT画像から，最大吸気と最大呼気時の画像を示す。左主気管支に異物（→）が嵌頓し，左肺全体が過膨張している。肋骨に圧着するように肺が膨張している様子が視覚的に観察しやすい。右肺のみで大きく換気が行われている様子が観察できる。画面上では動画で観察できる。

4DCTを撮影し動的に観察すると，異物介在部位や肺の生理学的な状況を評価できる。2007年に東芝メディカルシステムズより初めて発売され（Auilion ONE®，320列×0.5mm=16cm幅を1回転，最速0.35秒（現行機種は0.275秒）で撮影），以後急速に臨床現場への導入が進み，わが国で約300台，世界で約950台導入されている。今後の気管・気管支異物診断の強力なツールである。

4 MRI検査

MRIは撮影時間が20～30分程度と長く，また音も大きく小児の場合十分な鎮静も必要であることから，緊急の疾患である気道異物の診断においてはあまり用いられない。しかし遷延例において利用価値がある。すなわちピーナッツなどの有機性の異物はT1像で高信号域として描出される（**図12**）ことから，異物の質的な診断ができる可能性がある[18, 19]。また喀痰や粘液による閉塞，肉芽と異物を鑑別できる利点がある。ただし，樹脂製異物は描出されない。金属異物の可能性がわずかでもある場合には適用しない。平林ら[20]は，気管内異物の長期の介在を疑わせる遷延例で，異物がどちらかの気管支に固定されている可能性が高い症例に適応があるとした。撮影にあたっては体内の金属の存在を否定するための十分な問診とともに，必ず単純X線写真もしくはCTにより金属の検索を行ってから撮影する。

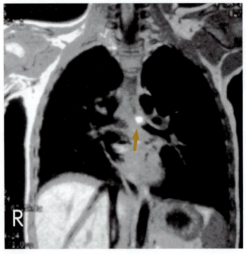

図 12 ■ MRI の例
4歳，女児．左主気管支のアーモンド異物．遷延する呼吸器症状（54病日）の鑑別のために撮影された．左主気管支に T1 像で high intensity を示す異物陰影（→）を認める．
（内田千絵，他：小児気道異物症例の検討と MRI の適応について．日小児会誌 106：1012-1016, 2002 より）

5 他の画像診断

その他，気道異物の診断に利用される画像診断として，透視によるデジタルサブトラクション像の利用[21]，肺血流/換気シンチグラムによる換気欠損の画像化，左右別の側臥位の胸部単純側面像の利用[22]等の報告があるが，現在いずれもあまり一般的ではない．

おわりに

気道異物の診断につき総説した．本疾患への啓発が進み，減少傾向にはある[1]とされるが，生命の危険を伴う重要な疾患であることは疑う余地はない．異物の存在が少しでも疑われる場合には診断が可能な施設に速やかに紹介することが必要で，また遷延する呼吸器症状が認められる場合には，常に気道異物の可能性を念頭に置く必要がある．診断においては，予断を持たずに気道の観察に移行することが重要である．また，述べたごとく画像診断技術の価値が近年急速に高まっているため，患者が発生したときには，安全で確実な気道異物診療のためにこれらを最大限利用できることが望ましい．

（吉岡　哲志）

●文献
1) 香取幸夫，川瀬哲明，小林俊光：総説　小児気管・気管支異物の診断と治療．小児耳 26：67-74, 2005
2) 岩田重信，三嶋由充子，西村忠郎，他：最近 10 年間の食道・気管・気管支異物東海地区 7 大学耳鼻咽喉科教室の統計．日気食会報 47：510-525, 1996
3) 平林秀樹：研修ノート　気道異物の診断と治療．耳鼻臨床 101：244-245, 2008
4) 櫻井一生：救急疾患の診断と治療　気管・気管支異物．JOHNS 22：449-452, 2006

5) 工藤典代：気道食道異物の診断と治療：耳鼻咽喉科からの提言．小児外科 37：877-880, 2005
6) 露無松里，森恵莉，高柳博久，他：術前に診断がつかなかった重複硬貨異物症例．耳鼻展望 50：416-419, 2007
7) Holzknecht G：Ein neues radiologische Symptom bei Bronchostenose und Methodisches. Wiener Klin Rundsch 13：785-787, 1899
8) Svedstrom E, Puhakka H, Kero P：How accurate is chest radiography in the diagnosis of tracheobronchial foreign bodies in children? Pediatr Radiol 19：520-522, 1989
9) 佐野光仁：耳鼻咽喉科領域の異物—的確な診断—．MB ENT 96：1-9, 2008
10) 西村友紀子，中野幸治，鮫島靖浩，他：過去20年間の気道異物症例の検討．耳鼻臨床 97：155-160, 2004
11) Kosucu P, Ahmetouglu A, Koramaz I, et al：Low dose MDCT and virtual bronchoscopy in pediatric patients with foreign body aspiration. Am J Roentgenol 183：1771-1777, 2004
12) 吉岡哲志，内藤健晴，藤井直子，他：320列高速多列面検出器CTによる小児気管支異物の診断．日気食会報 61：458-466, 2010
13) Fujii N, Yoshioka S：Volume Scanning in the Field of Otolaryngology. Katada K, Melvin EC (eds), Area Detector CT, pp173-181, Medical Tribune, 2015
14) Brenner DJ, Elliston CD, Hall EJ, et al：Estimated risks of radiation-induced fatal cancer from pediatric CT. Am J Roentgenol 176：289-296, 2001
15) 社団法人日本医学放射線学会，社団法人日本放射線技術学会，日本小児放射線学会：小児CTガイドライン—被ばく低減のために—．日放線技会誌 61：493-495, 2005
16) International Commission on Radiological Protection (ICRP)：Managing patient dose in Computed Tomography, ICRP Publication 87. Ann ICRP 30：7-45, 2000
17) Pages J, Buls N, Osteaux M：CT doses in children：a multicentre study. The British Journal of Radiology 76：803-811, 2003
18) 内田千絵，星野直，河野陽一，他：小児気道異物症例の検討とMRIの適応について．日小児会誌 106：1012-1016, 2002
19) Tashita H, Inoue R, Kondo N, et al：Magnetic resonance imaging for early detection of bronchial foreign bodies. Eur J Pediatr 157：442, 1998
20) 平林秀樹：気道異物が疑われる小児への対応．JOHNS 19：1631-1633, 2003
21) Ikeda M, Himi K, Kida A, et al：Use of digital subtraction fluoroscopy to diagnose radiolucent aspirated foreign bodies in infants and children. Int J Pediatr Otorhinolaryngol 61：233-242, 2001
22) 西村章，東出崇，佐野光仁：側臥位胸部単純X線写真より診断できた気道異物の1例．小児臨 59：991-994, 2006

6 食道異物の診断

I 背景

　食道異物診断に際し，念頭におくべき疫学的背景などについて述べる。
　患者の年齢層は，2〜5歳の小児と60〜70代の中高年にピークを有する2峰性を示すことが知られている[1,2]。異物の種類は小児では硬貨や玩具が多いが，ボタン電池やプリクラシールなども増えてきている[1,3,4]。さらに魚骨は各年齢層に，そして高齢者では義歯，錠剤のPTP（press through package），食物塊が多い[1,3]。介在部位は第1狭窄部といわれる食道入口部が最多で，次いで第2狭窄部といわれる大動脈交差部，第3狭窄部といわれる横隔膜貫通部と続いている[4,5]。

II 病歴聴取

　異物の誤飲に関しては，エピソードの聴取が大切であり，80%は診断できると言われている[3]。成人で，うっかりして薬剤入りのPTPを飲んでしまった後からノドに違和感がある[6]，あるいは魚のあら汁を摂取後に嚥下時痛を自覚した[7]，といったようにわかりやすいエピソードがあれば，誤飲・異物の診断は比較的進めやすい。しかしながら小児，特に乳幼児の場合，誤飲する場面を目撃されることは少なく，硬貨やおもちゃがなくなった，といった状況の聴取や，急にミルクを飲まなくなった，よだれを流している，といった症状の聴取が大切である[3]。また高齢者においても，嚥下時の咽喉頭異常感を半月程度放置し，嚥下時痛，体重減少が生じてはじめて近医を受診して判明する食物異物の場合や[8]，認知症の合併があり，コメディカルが義歯のないことに気づいていても本人は気にかけず，摂食困難，肺炎症状を認めるまで近医を受診しない義歯異物の場合[1]など，自覚的な訴えの弱い場合があり，診断が遅れぬように注意が必要である。
　診断が遅延する原因は病歴聴取の不足のみではないが，陳旧性食道異物は0〜4歳に多く発症し，嚥下障害を主訴として発症する例が多い[9]ことからも，所見，症状から異物を疑っての慎重な病歴聴取が大切である。また現在のわが国のような高齢化社会においては，前述のような高齢者における陳旧性食道異物に関しても配慮が必要である。なお，長期の異物の存在は，食道穿孔，気管食道瘻，食道憩室を生ずるとの報告もあり，早期発見，早期摘出が原則である[8]ことは論を俟たない。

III 内視鏡検査

　耳鼻咽喉科を受診した咽頭食道異物症例のうち，異物が食道入口部以遠に存在した20例中10例は喉頭ファイバースコピーで診断されたという報告がある[1]。また，内視鏡は診断に続けて異物摘出治療を施行できる利点もある[6]。ただ，食道腔外異物の場合は当然ながら上部消化管内視鏡検査では異物を検知できない[7,10]。仮に食道腔内に存在したとしても，食物残渣に埋もれた異物は診断が困難であるうえ，緊急時のフルストマック状態での検査はリスクが高く，存在診断には不向きとされている[6]。ただ，本マニュアルの3章9項にもあるように，内視鏡は食道異物摘出の重要なツールの一つであり，また内視鏡的異物摘出術後に内視鏡を再挿入して副損傷の有無，粘膜の状態を確認し，追加治療・検査の必要性を判断する配慮は大切である[2]。

IV 画像診断のポイント

1 単純X線検査

　食道異物を疑った場合，まず頸部単純X線撮影を行う[4,11]。読影に際しては，X線透過性異物と非透過性異物の区別を念頭におく。ただ，この違いは必ずしも絶対的なものではなく，各医師の主観により決定される。金属，磁石，碁石をX線非透過性とし，それ以外の非金属はX線透過性と分類する場合が多い。すなわち，食塊，プラスチック，ガラス，医薬品，木片，紙はX線透過性に分類される[12]。

　魚骨の多くは高いX線透過性を持ち，甲状軟骨や披裂軟骨の石灰化との鑑別が困難で，単純X線撮影により同定できる割合は40〜60％程度である[13]。さらに，日本消化器内視鏡学会の異物摘出ガイドラインにおいて緊急性がある異物に分類されているPTP[15]は，金属箔と塩化ビニール製で単純X線写真での描出は困難である[6]。頸部の撮影に際しては，異物介在部位として最も多い第1狭窄部が正面像では頸椎に重なることを鑑み，側面像も含めて2方向で撮影する[3-5,11]。頸部の側面像では，重なった硬貨の確認[12]や，パッケージ内部の空気で錠剤とコントラストができることによるPTP異物の検出[11]が可能となる。頸椎前縁と気管膜様部の距離が15mm以上ある場合には頸部食道粘膜の腫脹や異物の存在を疑う[11]という知識も有用である。また異物の介在部位や誤飲の有無が判然としない場合，胸部・腹部も併せて撮影して網羅的な探索を行う[3,5,11]。紹介患者で前医にて撮影されている場合でも，受診時に再度撮影し，異物の移動の有無を確認する[12,14]。

　なお，食道腔の内外に異物を認めない場合でも，同時に撮影した胸部及び腹部単純X線画像を検討して食道以遠の患者体内異物の存在・位置を把握し，消化管穿孔や腸閉塞がないことを確認することが必要である[2,15]。内視鏡検査では異物を検出できないが，食事中の急性発症後に持続する嚥下時痛[7]や食後の違和感に続発した頸部痛[10]などの症状あるいは数日間消退しない披裂部腫脹[7]といった所見を認める場合，異物の存在を強く疑って検査を進め，慎重に画像を読影する姿勢が求められる。

2 CT検査

　臨床経過，症状より異物が疑われるが，単純X線撮影で異物が描出されない場合にCT

撮影を依頼する[11,16]。CT は小さな異物や X 線透過性異物も CT 値の操作によって描出可能で，異物の形態や局在を詳細に把握できる[2]。なお，精細な画像・情報を得るには多列（multi-detector：MD）CT が推奨される[2,6,17]。MDCT は，周囲臓器との位置関係[2]，縦隔気腫や膿瘍形成[1]，ガス像や液体貯留[17]といった食道異物周囲の併発症の診断にも有用である。PTP 異物に関しては，中心に錠剤の陰影，その周囲に空気像，その周囲にシートを描出可能であったとする報告がある[6]。ただ，PTP の素材が従来 CT で高吸収に描出されるポリ塩化ビニール製から，空気に近い CT 値を示すポリプロピレンに移行しつつあるという現状にあるものの，MDCT を用いることで診断は可能とされる[6]。また，MDCT 撮影により得られた情報を 3 次元に再構築した画像は，異物の大きさ，長さ，刺入部位，刺入方向の正確な把握に有効と報告されている[7,16]。

　食道異物は，上述したような陳旧性異物となる，あるいは管腔外組織を損傷した場合に重篤化し，死亡率 0.08％とされており[18]，速やかな対処が求められる。現在はほとんどが内視鏡的に摘出可能で外切開による摘出は 5％程度とされるが[2]，その適応は，①管腔外異物，②管腔内摘出不可（固着），③敗血症など重症感染症への進展，④保存的治療抵抗，⑤発症後時間経過が挙げられており[19]，食道異物患者に遭遇した現場での診断に際しては特に①②の見極めが大切である。

V　その他

　異物が胃に落ちたと診断した場合の対処について触れる。

　前述のように異物の介在部位は，最も狭い第 1 狭窄部が最多で，ここを通過した異物は第 2・第 3 狭窄部も通過することが多い[4]。そのような場合の対処であるが，文献によっては，ボタン電池の場合でも，食道以遠の胃や空腸に存在する場合には自然排出を期待し外来フォローアップでよい，としているものもある[14]。また，一般的に胃内に落ちた消化管異物は，90〜95％は消化管穿孔などの併発症を起こさず肛門から排出されるとも報告されている。しかしながら，さまざまな異物が下部消化管穿孔のような重篤な事態を引き起こす可能性があることも事実であり，楽観はできない[3]。日本消化器内視鏡学会の異物摘出ガイドライン[15]でも，①消化管壁を損傷する可能性があるもの（有鉤義歯，針，PTP，魚骨，爪楊枝，鉛筆，ガラス片，カミソリ刃など），②腸閉塞をきたす可能性があるもの（胃石，食物塊，ビニール袋など），毒性のある内容物を含有するもの（乾電池，ボタン電池など）といった異物は「緊急性があるもの」としている。

　一方でコイン，パチンコ玉，ボタン，碁石などは緊急性がなく，自然排出を期待して経過観察してよいと位置づけている。また，コインのなかでも一円玉や五円玉は概ね第 1 狭窄部を通過し，そのまま消化管を通過するとも報告されている[4]。これらを参考にしながら，仮に異物が食道から胃に落ちたのを確認したとしても，消化器内科医・外科医といったプロフェッショナルに相談する。

（齋藤　康一郎）

●文献

1) 佐藤満雄，藤原良平，齋藤和也，他：当科における入院を要した咽頭食道異物の検討．耳鼻 59：64-70，2013

2) 山本壮一郎, 島田英雄, 大上研二：咽喉頭・気管・食道異物摘出 食道異物症例の臨床的検討. 日気食会報 65：155-157, 2014
3) 平林秀樹：耳鼻咽喉科と気道・食道異物. 耳喉頭頸 78：625-635, 2006
4) 工藤典代：【小児の手術が必要な気管食道疾患】小児の気道・食道異物. 日気食会報 61：438-444, 2010
5) 佐野光仁：救急疾患への対応 気道・食道異物の取り扱い方. 日耳鼻会報 108：1135-1143, 2005
6) 新谷裕, 木内俊一郎：誤飲したPTPの診断にCTが有用であった3症例. 日臨救急医会誌 13：664-667, 2010
7) 日高浩史, 西川仁, 石田英一, 他：下咽頭・頸部食道腔外異物の2症例. 日気食会報 59：556-562, 2008
8) 有田実織, 末永智, 鈴木正志, 他：陳旧性梅干し食道異物の1症例. 日気食会報 51：325-328, 2000
9) 三島丈和, 安藤一郎, 手塚太一, 他：陳旧性釣り針食道異物例. 耳鼻臨床 89：1493-1497, 1996
10) 松尾和哉, 巽祥太郎, 木戸口慶司, 他：異物誤飲に起因する頸動脈穿通の1例. Neurosurg Emerg 17：185-189, 2012
11) 平林秀樹：【画像診断パーフェクトガイド 読影のポイントとピットフォール】気道・食道異物. 耳喉頭頸 86：242-249, 2014
12) 露無松里, 森恵莉, 高柳博久, 他：術前に診断がつかなかった重複硬貨異物症例. 耳鼻展 50：416-419, 2007
13) 肥後隆三郎：【実地医家のための検査法】画像診断 異物. JOHNS 20：457-460, 2004
14) 有吉孝一, 奥村徹：【こんなときどうするの!? 救急外来対処法】ボタン電池誤飲「ボタン電池を飲んでしまったみたいなんです」(2歳・男児の母). 治療 90：2659-2662, 2008
15) 赤松泰次, 白井孝之, 豊永高史：異物摘出術ガイドライン. 消化器内視鏡ガイドライン 第3版. 日本消化器内視鏡学会卒後教育委員会(編), pp206-214, 医学書院, 2006
16) 小林真由美, 浅野由記子, 瀬戸陽, 他：食道入口部近傍魚骨異物症例における3D-CTの有用性. 日耳鼻会報 107：800-803, 2004
17) 若林正和, 河野悟, 保刈岳雄, 他：頸部切開により摘出した食道魚骨異物の1例. 日臨外会誌 74：2751-2754, 2013
18) Nandi P, Ong GB：Foreign body in the oesophagus：review of 2394 cases. Br J Surg 65：5-9, 1978
19) 西川仁, 日高浩史：食道壁内膿瘍に至った魚骨食道穿孔の1症例. 日気食会報 62：411-416, 2011

7 気道異物摘出の併発症・偶発症とその対策

　日本気管食道科学会は現在まで，異物による窒息回避のためメーカーと協力して製品の販売中止や改良に努めてきた。桑野理事長の序文にもあるように，ほおずきは実をやぶらないように穴から中身をだし，穴を外に向け口にくわえ音をならし遊ぶものである。これをゴム製で作り玩具としたことにより窒息事故が発生したため，メーカーに要請し製造を中止した。その他PTPのミシン目の変更要請等を行ってきているが，異物による併発症・偶発症は皆無ではない。本項では過去の事例を参考に異物による併発症・偶発症対策を考える。

I 喉頭異物での併発症・偶発症とその予防

　Zurら[1]は2006年に米国で気道異物症例に関連した死亡率は10万人に対し1.4人であったと紹介し，喉頭異物による気道閉塞によって窒息をきたした場合には，死亡率が45％に達し，30％もの症例に低酸素性脳症を合併すると報告している。

　乳幼児（1歳以下）の喉頭異物による窒息が予想されれば，まずは自発呼吸の有無を確認する。自発呼吸がある時は，片手で胸部と下顎をしっかりと支え，頭が体より下になるように保持して，背部を数回叩打する（図1）。次に患児を仰臥位にし，指2本で胸部圧迫を数回行う。次に異物が排出されたか，片手で口をあけ異物を探す。異物が確認できた時のみ指でこれを掻き出す（図2）。見えない時はかえって異物を押し込む危険があるので，盲目的な口腔

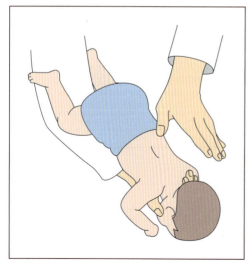

図1 ■ 背部叩打法

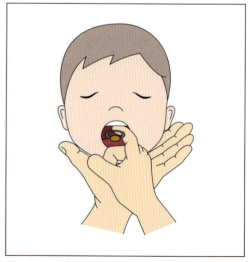

図2 ■ 指掻法

内への指の挿入は行わない（図3）。

　ハイムリック法は喉頭異物摘出法として広く施行されているが，実際の施行に際しては，剣状突起部を強く圧迫すると，肝臓や膵臓，腹部大血管損傷の報告があり，愛護的な操作を要する[2,3]。ハイムリック法施行時は，患者の背部に回り，片手のこぶしを剣状突起の下端より下方の腹部にあて，もう一方の手でこれを覆い両手で上方に突き上げる（図4, 5）。しかし，喉頭が異物によって完全に閉塞された状態でないと無効である。この方法は肉片には有効だが餅異物への効果は難しい。餅の粘性によると思われる。

　ハイムリック法の施行にあたっては，異物嵌頓の状態を十分把握し施行する必要がある。

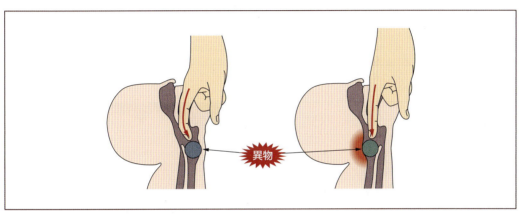

図3 ■ 危険な口腔異物の摘出
深部に異物を押し込めないように注意する。

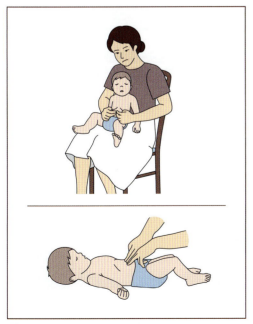

図4 ■ 子供のハイムリック法

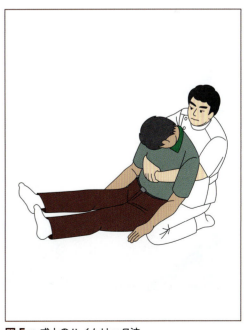

図5 ■ 成人のハイムリック法

II 気管・気管支異物の併発症・偶発性とその予防と対応

硬性または軟性気管支鏡を用いて摘出するのが常道である．施行にあたっては，幼小児で

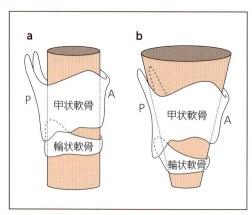

図6 ■ 小児・成人喉頭の比較
a．成人　**b**．小児

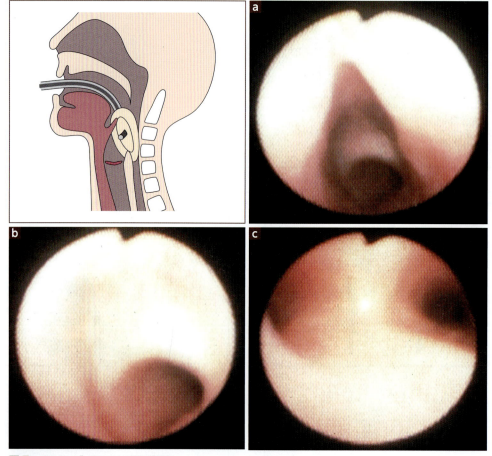

図7 ■ ラリンジアルマスク下の観察
輪状軟骨部が最も狭い．
a．声門部　**b**．声門下　**c**．分岐部

は声門下に一致する輪状軟骨部が成人に比べ狭く（**図6, 7**），術後に喉頭浮腫や声門下狭窄をきたし，呼吸困難の恐れのある場合はやむをえず気管切開を行う場合も起こりうること，摘出術後約24時間は危険な状態にあることを，家族に説明しておく必要がある。

III 直達鏡挿入法

　硬性気管支鏡の挿入には，全身麻酔下に肩枕を使い，顎の先を上に向けてこの部位が一番高い位置にくるように頭を傾かせると良い。直達喉頭鏡（マッキントッシュでもよい）で喉頭展開を行う。初めに喉頭蓋を確認し，さらに喉頭鏡を喉頭蓋谷にすすめ喉頭蓋を跳ね上げ声門を確認する。この操作は喉頭鏡を左手で保持し，右手で開口を行う。続いて右手で直達気管支鏡を持ち挿入する。この際，鏡管にあまり顔を近づけず20～30 cm程後方より全体を眺めながら観察するほうが良い。鏡管が声門を通過したら気管内腔を観察する（**図8**）。この時，食道挿管となる危険性が最も高い。胸郭の動きに注意が必要である。食道挿管に気がつかずそのまま換気を続けると胃内に空気が溜まり胸郭を圧迫して換気が困難となる。ここで，麻酔医により換気コネクターに接続したアンビューバックで換気を開始し酸素化を始める。つぎに外筒先端が気管壁を擦らないように真ん中に位置させ深部に直達鏡を進める。気管分岐部が見えたのちに，右主気管支を観察するには頭を左に少し回転させ，左主気管支を観察するには分岐の角度の違いから，右にやや強く回転させて観察する。

IV 鉗子の種類と鉗子操作の注意点

　鉗子の選択は異物摘出に際したいへん重要である。壊れやすいピーナッツ，豆異物などは把持力の大きい鉗子では潰れてしまう。Storz社製は鉗子がセンターアクション式なので，把持の際，鉗子の先端位置がずれないが，ジャクソン式は鉗子の先端が手前に移動するので，把持する際，鏡管全体を少し押し込める必要がある（**図9**）。

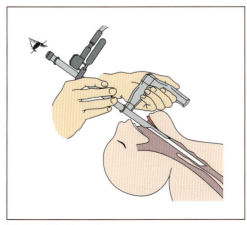

図8 ■ 直達鏡挿入法

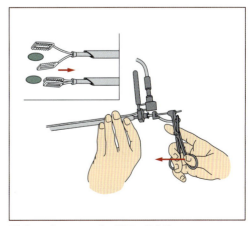

図9 ■ ジャクソン式の鉗子の操作法

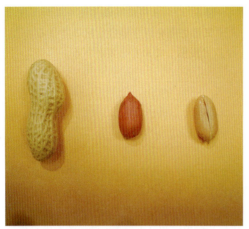

図10 ■ ピーナッツの種類

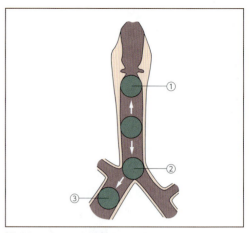

図11 ■ 声門下嵌頓が最も危険
①声門下，②気管分岐部，③気管支

V 摘出時の注意

　小児の気管内異物はピーナッツが最も多い事は周知の事実である．ピーナッツといっても殻付き，皮付き，皮なしとさまざまで（図10），殻付きをそのまま食べることは少ないであろうが，皮付きピーナッツを誤嚥した時が問題である．皮付きのピーナッツが気管に誤嚥され，ピーナッツ本体を摘出したものの，皮が声門下に嵌頓したために換気障害をきたし，危険な状態となった例を経験している（図11）．この状態の多くは，最初のピーナッツ本体を硬性鏡と一緒に摘出した直後に起こる．この際，麻酔科医はマスク換気ができないので，摘出操作のための喉頭痙攣，気管支痙攣を考えて筋弛緩薬を投与し，マスク換気を続けようとする．術者が再度喉頭・気管の観察を要求しても，拒否されることがある．やはり術前は十分に病歴聴取を行い，麻酔科医と協議を重ね，気道異物摘出後，直ちに硬性鏡を再挿入して気道の状態を確認すべきである．

VI 硬性気管支鏡の抜去

　硬性気管支鏡の抜去時は異物は一つではないこともあり，吸引しながら直視下に注意深く行う．その際，声門下の浮腫の有無，声帯の可動性と損傷をチェックする．

VII 軟性内視鏡での異物摘出

　ファイバースコープの改良，鉗子類の開発により，成人の局所麻酔下での気管支異物摘出の可能性が拡大している．また，血栓，塞栓除去法（thromboembolectomy）用のフォガティーカテーテル（Fogarty catheter）やバスケット鉗子にて球状異物の摘出が試みられるようになって

きた。しかし，小児では気道確保の点から，細い気管内の操作には限界があり，硬性気管支鏡下の摘出が必要となる。最も頻度の高いピーナッツ異物も，軟性内視鏡が操作中にその外表が脱落し気管支異物となった症例も報告されており，注意が必要である[4]。

一般に気管支異物に多い豆類は小児の細気管支内での摘出操作は困難で，現在でも硬性鏡下の有窓鉗子での摘出が最も安全である。

VIII 診断が遅れる要因

異物症の診断が種々の理由で遷延することがある。最近経験した症例を挙げる。

症例は20代の女性で，寮の洗面所で寝ぼけながら薬を飲んだときに喉につかえたとのことで，近医救急病院を受診した。直ちに内視鏡検査が行われ，食道鏡は施行できなかったものの気管支鏡検査が行われ，異物は確認できなかった。そのまま入院となり，翌日より流動食の経口摂取も開始され内服は可能であったが，一週間たっても嚥下時痛が改善せず，耳鼻咽喉科のある総合病院を紹介された。直ちに頸部CTが行われ，輪状軟骨の高さに低吸収領域を認めたため（図12），内視鏡検査による頸部膿瘍の診断で，当科に搬送となった。喉頭内視鏡検査で左披裂部の軽度の腫脹と梨状陥凹に膿を認め（図13），前医と同様に内視鏡の偶発症と診断した。若い女性であり，頸部切開による瘢痕，初診医とのトラブルを考え，保存的に治療することとした。しかし，2週間が経過しても血液データの改善に比べCTでの陰影が変化せず，頸部痛，嚥下時痛も続いていたために瘻孔確認のため，全身麻酔下に直達鏡検査を施行すると，梨状陥凹に異物を認めた（図14）。摘出すると歯磨きのチューブの蓋であり（図15），本人はまったく誤飲の認識がない。後日，寮で確認したが，友人が誤ってコップの中に入れたまま放置していたことが判明した。

異物発見の遅れる原因として，表1のような要因が考えられる。今回の症例はこのすべてが当てはまる。異物症の診断にあたって特に注意したい。

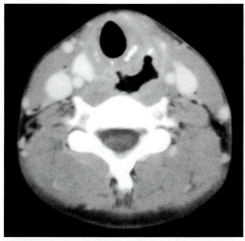

図12 ■ 食道入口部直下のエアー

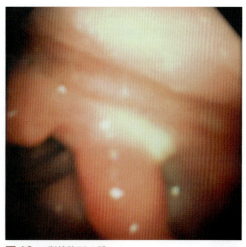

図13 ■ 梨状陥凹の膿

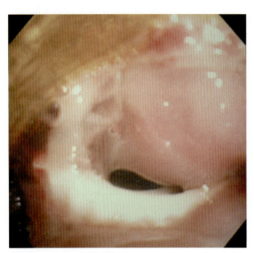
図14 ■ 全麻下直達鏡検査

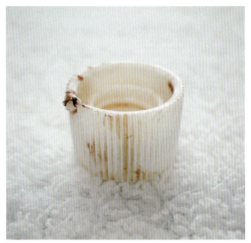
図15 ■ 歯磨きチューブの蓋異物

異物に原因がある場合	レントゲン透過性
患者に原因がある場合	異物誤飲・誤嚥の認識欠如
診察医に原因がある場合	誤った先入観

表1 ■ 異物診断遷延化の原因

IX 気道異物にかかわる医事紛争

　わが国の異物による窒息死の状況を『厚生の指標』でみると毎年4,500前後の死亡例が報告されている。また，総数に大きな変化はないが，少子高齢化を反映して，高齢者の死亡例が増加している。特に高齢者に対する異物症発生は今後，医療施設や介護施設での発症も予想され，家族とのトラブルも大いに予想される。本項では渉猟しえた事例を示し問題点を考えたい。

　4歳，女児。伝染性単核症で頸部リンパ節炎，扁桃炎があり総合病院に入院。朝食にバナナが出され嚥下できず窒息し，吸引器で吸引するも約3時間後に死亡した。両親が，病院の開設者に対して不法行為ないし診療契約の債務不履行に基づき，約9,900万円の損害賠償を求めた。公判の結果，約5,100万円の賠償を命じる判決が下った。
　なお，判決では，女児に咽喉頭部の痛みがあることや空腹感があることを加味し，主治医には，誤嚥を生じる可能性のある食物を与えないように注意すること，誤嚥が生じた場合には直ちに適切な措置がとれるように看護師に具体的な指示を出すこと，といった注意義務があったと示された。また，誤嚥についての過失に加えて，挿管が困難な状態では，気管切開などの処置を講じるべきであったという救命処置における過失も指摘された[5]。

　4歳児に対する抜歯の際，抜去歯を口腔内に落としたため，その幼児が気道閉塞によって窒息死した事故について，歯科医師に異物摘出の手法に関する過失があったとして，合

計4,595万円の賠償が認容された事例。

A（当時4歳，女児）は，歯痛のため母Bの付き添いでO歯科医師が経営するO歯科医院を訪れ，勤務医のP歯科医師の診察を受けたところ，乳臼歯の急性化膿性根尖性歯周組織炎と診断され，同歯科医院において，P歯科医師により，乳臼歯の抜歯治療を受けた。ところが，この際，抜歯された歯が，歯を挟んでいた自在鉗子から口腔内に落下し，付近の粘液と共に気道を閉塞し，まもなくAは窒息死した。本件訴訟は，亡Aの母B及び父Cが，本件死亡は勤務医Pの注意義務違反によるものであるとして，P及びOに対して約8,500万円の損害賠償を求めたものである。

■ **本件死亡に至る経緯**

Aは，母Bの付き添いでO歯科医院に赴き，母と離れて診察室に入り，水平位診療用の診察台に仰臥させられ，Pの診察を受けた。

Pは，乳臼歯の抜歯を決め，歯科衛生士にAの両腕を軽く押さえさせて麻酔措置を採った上，Aにやや左を向かせてその顔を自分の左手で軽く押さえ，右手に持った自在鉗子を乳臼歯の歯頸部に合わせて脱臼操作を開始した。ところが，Aが泣いて嫌がりだしたので，Pは脱臼操作を中断し，歯科衛生士共々Aをなだめた。

しばらくして，Pは，Aがある程度落ち着いてきた様子になったとみて，前と同じ様にAにやや左を向かせてその顔を被告自身の左手で軽く押さえた上，引き続き自在鉗子を用いて脱臼操作を再開した。乳臼歯は歯槽骨から容易に脱臼した。そこでPは乳臼歯を抜き出すため自在鉗子をゆっくりと動かして，ほどなく乳臼歯が抜けたとの感覚を持ったのとほぼ同時くらいにAが顔を急に右に振り，そのため左頬に鉗子があたって乳臼歯が鉗子から外れ，Aの口腔内に落下し，一方，Aが大声で泣き始めた。

Pは落とした乳臼歯を口中から吐き出させようと考え，自分の手でAを起き上がらせて，スピットンに吐き出すように言った。ところが，Aは，起き上がらせられた途端泣き声が出なくなって呼吸困難の状態を示し，スピットンに吐き出そうとしても出てこなかった。

Aのこの様子を見たPは，乳臼歯が食道内に誤飲されたものと考え，乳臼歯を胃の方に落下させようとして，Aの上体を起こしたまま同人の背中を数回叩き，ついで同室内にいた歯科医師の指示を受けて，Aを逆さ吊りにした形で背中を叩いたり，横にして酸素吸入を施してみたりしたものの，結局症状は好転せず，まもなくAは窒息により死亡した。

■ **争　点**

❶P歯科医師の処置は，歯科医師が診療上尽くすべき注意義務に違反しているか
❷本件死亡はAが突然首を右に振ったことに起因するとして，過失相殺がなされるべきであるか

■ **裁判所の判断**

【争点❶】注意義務違反について

本件死亡当時，歯科治療の際に口腔内に異物（抜去歯を含む）を落下させた場合の歯科医師の対処に関する歯科医療の水準は次のとおりであった。

歯科医療の際に口腔内に異物を落下させた場合には，異物による気道閉塞が予想される。しかも，歯科治療時には，喉頭部が，食事と違い開放された状態にあるため，その発生頻度が高い。そしてこれが生じると，適時に気道確保の措置が講じられない限り急速に窒息死に至る。したがって，口腔内に異物を落下させた場合，まず気道閉塞が生じていないかどうかを速やかに確認し，まだ気道閉塞が生じるまでに至っていない時は，水平位診

療であれば，患者を横にしたまま顔を横に向かせ，口腔内の異物の位置を確認した上，鉗子等で取り去るという措置を講じることによって気道閉塞に至ることのないように処置する方途をとるべきであり，この場合，決して水平位の患者を坐位に起き上がらせる挙に出てはならないとされているが，これは，水平位から坐位に起こすことによって，咽頭腔に落ちた異物が気管に落下しやすい状態となるからであると説明されている。とりわけ患者が泣いている時や声を出している時は声門が開いているから，この点が特に強く要請されている。

　ところが，本件では，Pは，自らが乳臼歯をAの口腔内に落下させた際，Aが大声で泣き出しており，したがってこの時点ではまだ気道閉塞の症状を示すまでには至っていなかったのであるから，上述のような水平位のまま，すなわち，Aの上半身を起こすことなく異物を取り去る措置をとるべきであった。そうであるのに，Pは，かえってその挙に出てはならないとされている患者を水平位から坐位に起こす措置をとったのであり，これは前述した歯科医療水準からみて，診療上尽くすべき注意義務に違反している。そして，PがAを坐位に起こした直後にAの泣き声が止まったことや呼吸困難を示したことで気道閉塞特有の症状が現れていたのであるから，Pの注意義務違反行為によってまだ口腔内に留まっていた抜歯が気管内に落下し，本件死亡に至ったものと認められる。

　しかし，Pは，このような気道閉塞状態がAに生じているのに，これが気道閉塞状態であるとの事態の認識はなく，こうした気道閉塞が生じた場合に考えられるところの酸素補給を施すなりしつつ，患者の体位を逆さにして背中を叩き異物を排除させるというような応急の措置を講じないのみか，かえってAの上体を起こしたままその背中を叩くというさらに誤った措置を重ね，遂に本件死亡に至らせてしまっているもので，これら一連の行動に照らすと，Pの過失の程度は重いといわざるをえない。

【争点❷】過失相殺について
　歯科医師側は，本件死亡はAが突然首を右に振ったことに起因するから，過失相殺がなされるべきである旨を主張するが，もともと本件のような4歳の小児に対し，抜歯をする際，完全な体動の抑止を期待するのは困難であるのに対し，歯科医師にとってこのような小児が突然の体動をすることがあるのは当然予想の範囲内にあるものというべきで，そのような事態を念頭に置きつつ，常に対処の方途を考え治療に当たるべきであったと認められる上，Pは，付き添って来た母Bに対し，自らあるいは補助者を介して留意事項の伝達が十分でなかったばかりか，Aとしては母親と離れひとり診察室の中に置かれて抜歯を受けるという状態の中で恐怖心の生じるのは幼児としてやむを得ないものというべきであり，加えて，Aの首を振る行動によって乳臼歯が口腔内に落下した後，Pが上述したとおり歯科医療に当然求められていた処置を講じるという容易かつ確実な方法で本件死亡に至るのを回避できたと考えられることに照らすと，本件において過失相殺するべきであるとはいえない[6]。

事例3

2歳女児が歯科医院で，のどに脱脂綿を詰まらせ死亡。
　自宅で転んで前歯を打った女児が，上前歯が抜けそうな状態のため，歯科医を受診。治療を嫌がって診察台の上で暴れ，母親が胴体，助手3人が手足と頭を押さえて処置にあたった。歯科医師（37歳）は局所麻酔を施してから治療を再開しようとしたが，その際に女児の頭が激しく動き，口に含ませていた円筒形の脱脂綿（直径7mm，長さ2.5cm）が口腔内に落下。器具で吸引しようとしたが引き出せず，救急搬送を要請し，心臓マッサージ

をしながら救急隊を待った。

　総合病院に搬送。約2時間後に大学病院に転送されたが死亡が確認された。

　女児の両親が，院長と同クリニックを経営していた医療法人に計約7,800万円の損害賠償を求め，地裁に提訴した[7]。

　以上の3件は診療上の注意義務違反と判定された事例である。異物の併発症・偶発症が不幸な転機をたどった例であるが，いずれの診療科でも起こりうる事例であり参考にされたい。

（平林　秀樹）

● 文献

1) Zur KB, Litman RS：Pediatric airway foreign body retrieval. Surgical and anesthetic perspectives. Pediatric Anaesth 19（Suppl 1）：109-117, 2009
2) Majumdar A, Sedman PC：Gastric rupture secondary to successful Heimlich manoeuvre. Postgrad Med J 74：609-610, 1998
3) Nowitz A, Lewer BM, Galletly DC：An interesting complication of the Heimlich manoeuvre：Resuscitation 39：129-131, 1998
4) 石田順三，保坂誠，松島康：気管支鏡被覆部脱落による術中気管支異物の1例．JJSRE 35：392-396, 2013
5) 森田明：医事紛争予防学　入院中の女児が病院食の誤嚥で死亡　医師に摂取法などを指示する義務あり．日経メディカル 418：112-114, 2002
6) メディカルオンライン医療裁判研究会：抜去歯の口腔内落下窒息死事故について
　 http://www.medicalonline.jp/pdf?file=hanrei_201012_09.pdf
7) 毎日新聞　2010年6月15日　地方版

8 食道異物摘出の併発症・偶発症とその対策

2章 診断・対策

　食道異物は人類の歴史とともに発生したといわれ，日本気管食道科学会の学会設立とも大きく関わりがある。しかし，その診断と治療法は，内視鏡機器や画像診断機器の発展にともない，時代の流れによって大きく変化してきた。食道異物の種類により，異物による併発症や異物摘出に伴う偶発症はさまざまである。食道異物そのものによる併発症と摘出手技に伴う偶発症について，さらには食道異物に関する医事紛争，判例についても触れる。

I 食道異物における併発症・偶発症

　消化管異物の多くは自然に排出されるが，異物の種類や性状によっては消化管の出血や穿孔，また消化管周囲の縦隔気腫や縦隔膿瘍などを引き起こすことがある。異物症例の0.5〜3.5％に穿孔があるとされ，魚骨，有鉤義歯異物が穿孔や出血，感染の危険性が高い[1]。

　魚骨は粘膜内に刺入，埋入することもあり，穿孔すると食道周囲炎，膿瘍をきたすと重篤な併発症につながる。しばらく放置した症例や糖尿病などの合併症を有する症例では重篤化の危険性が高い。また有鉤の義歯異物も危険であり，後述の摘出時における注意ももちろんであるが，異物自体の併発症も頻度が高い。併発症としては魚骨と同様に食道周囲炎，膿瘍などである。穿孔を疑う所見としては，CTによるfree air（**図1**）や膿瘍所見が重要である[2]。

　魚骨や金属異物であれば，異物が下咽頭，食道を穿破して壁外に突出している像が描出される例もある。食道穿孔の治療としては絶飲食，抗菌薬点滴，経管栄養などの保存的治療と

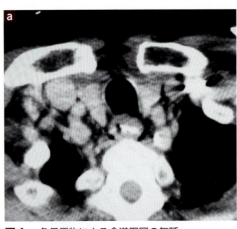 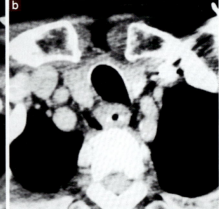

図1 ■ 魚骨異物による食道周囲の気腫
a. 頸部食道内魚骨陰影を認める。
b. 食道周囲腔にair leak像を認める。

頸部外切開によるドレナージ，損傷した下咽頭・食道の縫合閉鎖など外科的治療がある。保存的治療の適応は気腫のみ，限局した膿瘍，炎症所見が軽度であることなどである。一方，外科的治療の適応は，管腔外の異物，経口的に除去できない嵌入した異物，重症感染症などである[2]。

　ごくまれに金属異物や魚骨異物が下咽頭食道腔外に迷入した結果，周囲重要臓器に重篤な併発症を起こすと報告されている[3]。食道気管瘻，気胸，大動脈穿孔，頸動静脈穿通，甲状腺穿通，膿瘍などの報告があるが，周辺臓器損傷をきたすと重篤化しやすい。縦隔膿瘍，大動脈穿孔は致命的となりうる。食道異物による死亡率は0.08％と報告されている[4]。魚骨異物がのどに刺さった時に「ご飯を丸呑みする」と民間療法的に信じられているが，これが逆に異物の迷入を助長するともいわれている。

II 内視鏡下摘出における偶発症

　近年，内視鏡機器や技術が発達し硬性食道鏡よりも，軟性内視鏡によって異物摘出がなされることが多くなった。鰐口把持鉗子，三脚または五脚把持鉗子，バスケット鉗子，またはスネアを用いて異物を摘出する。しかし，内視鏡的異物摘出処置後に粘膜損傷，皮下気腫，縦隔気腫，縦隔炎や気胸を生じた症例も報告されている。

　幅の広い魚骨異物（図2），PTP異物（図3），義歯異物などの先端が鋭利な異物の場合，内視鏡下の乱暴な鉗子操作により，下咽頭・食道粘膜が直接損傷，潰瘍などを形成する可能性がある。下咽頭・頸部食道粘膜は薄いため，異物に鋭利な部位がある場合等は食道粘膜の直接損傷や圧迫による潰瘍形成などから，気道への穿孔，血管への穿通による大出血，食道周囲膿瘍や縦隔炎などに進展する場合がある。そのため内視鏡下での摘出時には，食道に留置したオーバーチューブまたは内視鏡先端にフードを装着して，異物をフード内に取り込んで粘膜を損傷しないような摘出手技が必要である（図4）。

　粘膜からの出血，感染，そして周囲臓器すなわち気管，大血管への穿孔や感染（縦隔炎，縦隔膿瘍）などに至る場合もあるので，有鉤義歯異物など粘膜に深く刺入している異物の場合，それによる気腫・膿瘍等の併発症が生じている場合，内視鏡下摘出困難な場合は，無理な摘出を試みず外切開での摘出も考慮するべきである[1,5]。

III 直達鏡下摘出における偶発症

　直達鏡で摘出する場合，硬性内視鏡で下咽頭，食道の内腔を確保しながら硬性の鉗子で把持し異物を摘出できるので，内視鏡下の摘出よりは咽頭，食道粘膜の損傷は少ないといえる。しかし，有鉤の義歯異物などは一方向に引っ張り力任せに摘出しようとしても，粘膜の損傷が高頻度で生じる。義歯のフックが多方向に粘膜に刺入している場合（図5），前後に動かす，左右にひねるなどの工夫を加えないと粘膜から抜けてこない（図6）。

　PTP異物の場合もそのままけん引して除去を試みると，粘膜損傷，出血が起きやすい。内視鏡下の摘出と同様，直達鏡内に取り込んで硬性鏡とともに抜去すると，粘膜損傷が避けられる。直達鏡下の手技では鋭利な角を鉗子で折り曲げて丸くする事も可能である。

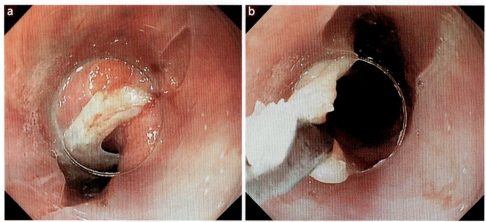
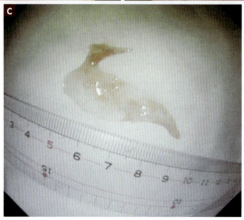

図 2 ■ 上部消化管内視鏡検査所見（図 1 と同一例）
a. 扁平で幅の広い魚骨を認める。
b. 内視鏡の先端にキャップを装着し，キャップの中に魚骨を取り込んで摘出すると，先端の鋭利な魚骨でも食道壁を損傷せず，摘出できる。
c. 摘出した魚骨。

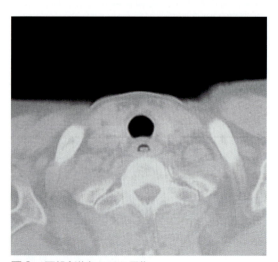

図 3 ■ 頸部食道内の PTP 異物
CT にて食道内の PTP 異物が描出された。

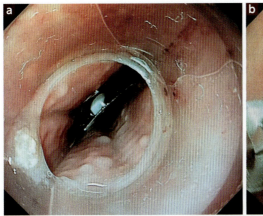
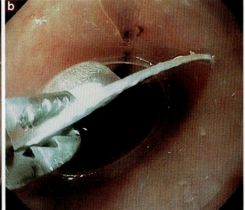
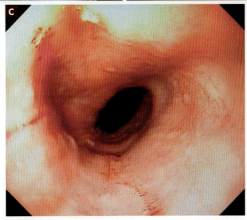

図4 ■ 上部消化管内視鏡検査所見（図3と同一例）
a. PTP異物を認める。
b. 内視鏡の先端にキャップを装着し，キャップの中にPTP異物を取り込んで摘出している。
c. 摘出後の食道粘膜は，介在した部分にわずかに粘膜びらんを認めるのみ。

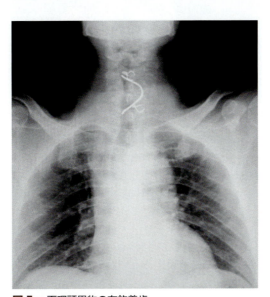

図5 ■ 下咽頭異物の有鉤義歯
他院で内視鏡下に摘出を試みたが成功せず，紹介された。鉤の状態から直達鏡か外切開の可能性を考慮して手術に臨む必要がある。

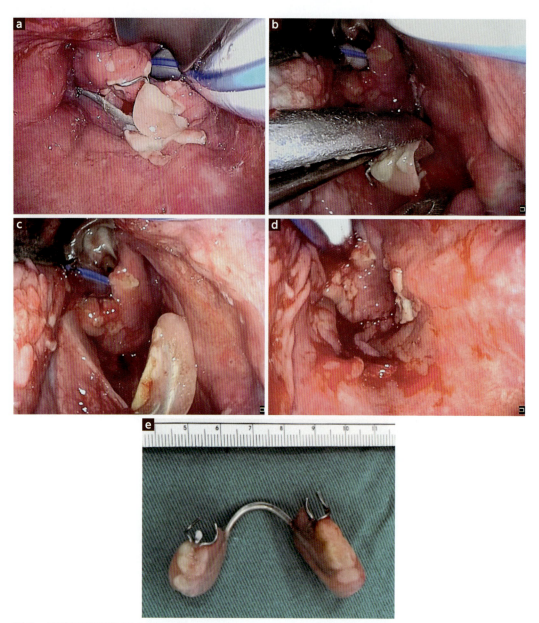

図6 ■ 直達鏡下摘出術（図5と同一例）
a. 経口挿管，全身麻酔下，FK リトラクターで下咽頭を展開し，異物を明視下においた。
b. 大きな麦粒鉗子で義歯異物を把持した。前後左右に捻転，上下しながら，鉤を刺入部から外しつつ摘出している。
c. 咽頭後壁の粘膜に裂傷を生じた。
d. 摘出後の下咽頭所見。後壁粘膜の裂傷を認めるが，出血はわずかである。披裂部と下咽頭右には白苔が付着している。
e. 摘出された異物。

　　　異物からの感染は容易に縦隔に波及するといわれているため，特に頸部皮下気腫，縦隔気腫や膿瘍，消化管穿孔が疑われる場合には，可及的速やかに頸部外切開に踏み切ることが重要である。

Ⅳ 症　例

食道異物から深頸部膿瘍，降下性壊死性縦隔炎をきたした症例を提示する。

症例 61 歳，男性。既往歴に糖尿病。

夕食に魚を食べて以後，咽頭痛を自覚した。放置していたが，2 日後熱発とともに右頸部痛と腫脹をきたし，近医を受診した。CT を施行され，深頸部膿瘍の診断で当科を紹介され受診した。CT にて咽後隙から縦隔，食道周囲におよぶガス像を伴う膿瘍（図 7-a）と膿胸（図 7-b）を認めたが異物陰影はなかった。緊急入院の上，頸部膿瘍切開排膿，気管切開を行った。同時に咽頭，食道の直達鏡検査を行うも，異物は発見できなかった。初回手術 2 日後にドレナージ不十分にて両側頸部膿瘍切開排膿（図 7-c）と，膿胸に対して胸腔ドレナージ（図 7-d）を行った。術後敗血症性ショックをきたし，播種性血管内凝固症候

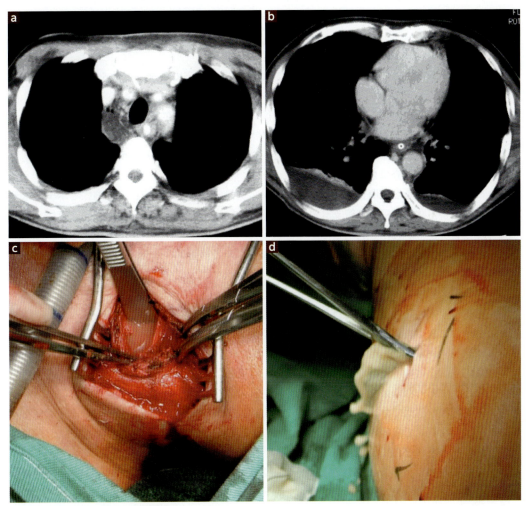

図 7 ■ 魚骨による縦隔炎と縦隔膿瘍
a. 縦隔内にガス像を伴う膿瘍が形成されていた。
b. 両側の膿胸所見。
c. 頸部外切開による深頸部膿瘍ドレナージ。ドレーンを挿入し連日洗浄した。
d. 右胸壁から縦隔ドレナージ施行時の所見。多量の膿汁が流出した。胸腔ドレーンを挿入し，洗浄処置を行った。

群（disseminated intravascular coagulation：DIC）を発症，心停止をきたしたが，救命処置，呼吸管理や感染症に対する治療，局所，縦隔内洗浄などで全身状態は改善した。その後嚥下障害，四肢体幹の筋固縮が後遺症として残り，誤嚥性肺炎のため喉頭全摘出を余儀なくされた[6]。

　魚骨異物がきっかけであったが，そのまま放置したことと糖尿病の合併が，頸部膿瘍から降下性壊死性縦隔炎，そして縦隔膿瘍をきたし重篤化した症例である。魚骨異物は発見できなかったが下咽頭壁を穿通し，局所の重篤な感染を引き起こしたものと考えられる。

V　食道異物にかかわる医事紛争

　食道異物は気道異物と比べると，死亡に直結する危険性は少ない。しかし，食道異物自体に伴う，あるいは異物摘出に伴う偶発症が原因となり，重篤な症状を呈したり，不幸な転帰をとる症例も報告されている。食道異物から医事紛争に至った例を文献から紹介する。

事例1　ボタン電池誤飲から食道大動脈瘻で死亡した事例[7]

　2歳，男児。ボタン型リチウム電池誤飲症例で，自宅でボタン電池を誤飲，翌日A病院を受診した。食道内のボタン電池異物を摘出できず，高次のB病院へ紹介された。誤飲から27時間後に摘出術を受けた。術後の造影検査では穿孔なく，経口摂取を開始し，退院した。術後3日目夕方，咳，嘔吐，発熱，腹部膨満感が出現。術後5日目にA病院で急性気管支炎と診断され入院加療した。このとき入院後縦隔炎の所見はなく，食道造影検査，内視鏡検査はされなかった。

　異物摘出から2週間目の早朝，口と鼻から突然出血し，午後死亡。解剖にてボタン電池滞留による食道潰瘍，気管支食道瘻，食道大動脈瘻の所見があり，食道大動脈瘻による出血性ショックが死因と判明した。

　患児の両親が，A病院の処置が適切でなかったと提訴。

■争　点
❶食道造影検査を行わなかった過失があるか
❷絶食などの保存療法を行わなかった過失があるか
❸過失と食道大動脈瘻形成に因果関係が認められるか

　患児の両親側は，❶についてA病院医師はボタン電池誤飲を認識していたから，嚥下障害，咳などの所見から食道穿孔を疑い，食道造影検査をすべきだった，❷は食道穿孔の場合，致死的な結果をもたらすため，絶食，経静脈栄養をすべき注意義務があった，❸ボタン電池の誤飲で食道損傷が生じ，食道大動脈瘻が形成されたので，絶食，経管栄養などの適切な処置で潰瘍の進行を阻止できた，注意義務違反と患児の死亡に因果関係が推認される，とそれぞれについて主張した。

　A病院側は，❶摘出直後から食道穿孔特有の症状やレントゲンによる縦隔炎の所見はなく，食道造影検査の是非は医師の裁量で注意義務違反はない，❷は絶食，経鼻栄養チューブ挿入の危険性について，❸はボタン電池誤飲から摘出までの1～2日間で化学的変性は生じており，絶食などの保存的療法でも食道大動脈瘻は防げなかった，とそれぞれに反論した。

■裁判所の判断
【争点❶】
　判決では咳などの患児の症状に関し，ボタン電池誤飲による併発症の可能性について，主治医は検討し検証する姿勢に欠けていた，食物摂取状況や水分嚥下時の咳き込みなどの症状が持続したのに，原因検索をしなかった点は危険防止のための注意義務違反ありと主治医の過失を認めた。
【争点❷】
　食道造影検査をしていれば食道潰瘍，穿孔などの異常が明らかとなり，絶食などの保存的加療に移行すべきであったと過失を認めた。
【争点❸】
　絶食や経鼻栄養によっても穿孔や食道大動脈瘻を回避することはできず，経口摂取の有無が食道大動脈瘻の発症を左右したとは考えにくいとし，因果関係は否定された。

　これはボタン電池による化学的な腐食が進行し，食道穿孔から不幸な転帰をとった例であるが，われわれが学ぶべきはボタン電池誤飲によるきわめて重篤な併発症の可能性を知っておくべき点である。また乳幼児や高齢者など異物誤飲をきたしやすい年代は，自覚症状の訴えがはっきりしない場合が多いため，摘出時，摘出後の経過観察はより慎重でなくてはならない。造影検査や内視鏡検査にて食道穿孔の有無の確認，絶食，経管栄養などの処置を取る必要がある。

内視鏡的異物除去が成功せず，緊急開腹手術となった事例[8]
　高齢男性が5.5cm長の義歯を誤飲し，C病院を受診した。同院外科部長がX線写真で異物を確認し，胃内の異物を「内視鏡で摘出してみましょう」とだけ患者に説明。10年目の医師が内視鏡下に除去を試みたがうまく行かず，医師経験3年の医師に交代した。スネアで義歯を把持，摘出を試みるも食道壁に嵌頓してしまい，摘出を断念し緊急開腹手術に移行し，義歯を除去した。
■争　点
❶緊急開腹手術についての説明が事前になされなかったこと
❷内視鏡的処置で器具の操作を誤り，緊急開腹手術を余儀なくされたこと
■裁判所の判断
【争点❶】
　担当医は(1)義歯の大きさや形状から自然排泄を期待するのは危険であること，(2)義歯の除去には内視鏡的処置と開腹手術の二つがあること，(3)内視鏡的に除去できない場合，開腹手術になること，(4)内視鏡的処置で義歯が食道壁に嵌頓する可能性があり，緊急開腹手術が必要になることを説明すべきであった。
【争点❷】
　難しい手技は経験のある上級医が行い，内視鏡による摘出が困難な場合，無理な手技を重ねず開腹または開胸手術により摘出すべきであったと判断し，患者側の請求を認容（病院側敗訴）した。

　一般に医師は患者に対して，疾患の病名と病状，実施予定の手術と処置の内容，それに伴う危険性，他の選択可能な治療法の提示と利害損失，予後について説明すべきである。

この事例では裁判所は内視鏡処置にあたって，前記 (1)～(4) を事前に説明すべきであったとしている。つまり処置の結果によっては緊急に手術や入院となる可能性を事前に患者側に十分に説明し，了解を得ておく必要がある。また難しい手技は上級者が行い，無理な手技をしない。食道壁に嵌頓しているあるいは食道壁を損傷するおそれがある場合には無理せず開腹または開胸手術に速やかに移行すべきということである。

おわりに

これまで下咽頭食道異物に伴う併発症と，摘出術の偶発症について解説し，その予防策について述べた。魚骨やボタン電池など日常的に遭遇する可能性のある異物症例であるが，全身疾患がある場合や早期に適切な処置が取られないと致命的となる可能性がある。併発症・偶発症の存在を念頭に置いて，症例に対応していく必要がある。

（大上　研二）

●文献
1) 佐藤満雄，藤原良平，齋藤和也，他：当科における入院を要した咽頭食道異物の検討．耳鼻 59：64-70, 2013
2) 西川仁，日高浩史：食道壁内膿瘍に至った魚骨食道穿孔の1症例．日気食会報 62：411-416, 2011
3) 松尾和哉，巽祥太郎，木戸口慶司，他：異物誤飲に起因する頸動脈穿通の1例．Neurosurg Emerg 17：185-189, 2012
4) Nandi P, Ong GB：Foreign body in the oesophagus：review of 2394 cases．Br J Surg 65：5-9, 1978
5) 中村一博，吉田知之，鈴木伸弘，他：頸部外切開にて摘出した下咽頭食道異物症例の検討．日気食会報 57：298-306, 2006
6) 伊藤裕之，加藤孝邦：降下性壊死性縦隔炎術後の嚥下障害　特に患者，家族の障害の受容と治療のゴールについて．日気食会報 56：495-500, 2005
7) 柴田義明：ボタン型電池を誤嚥し，食道大動脈瘻を発症した小児が死亡した事例．医療事故ゼロのための 60 の鉄則, pp126-127, 医学通信社, 2013
8) 日山亨：消化器内視鏡医のためのリスクマネジメント．
http://home.hiroshima-u.ac.jp/tohiyama/Top.html

9 小児気道異物予防の啓発

I 幼稚園・保育園への啓発活動

1 背　景

　小児，特に乳幼児における気道異物事故は，少子化社会といわれる現在でも，10～20年前と変わらない件数で発生している[1]。事故予防には，乳幼児の保護者や保育者への啓発が必要であり，医療機関のみならず，保健センターや保育施設等を通じて，繰り返しポスター掲示や講演会などの活動を行うことが効果的である[2]。加えて，気道異物となり得る食物や玩具への注意書きなど，企業の協力も必要である[2]。近年，小児呼吸器学会から気道異物予防に関するリーフレットが作成され[3]，検診の場や保育施設などで活用できるようになった。企業努力も徐々に進んでおり，豆類の含まれる菓子や，こんにゃくゼリーなどの商品パッケージには，小さな子供や高齢者に対して，のどに詰まらせないようにという注意書きが散見される。このように，啓発活動はさまざまな形で行われているが，冒頭のごとく，やはり事故は起こり続けている。

　筆者は，2011年より，園医を担当している幼稚園にて，気道異物に関する講演会を行うようになったが，保護者，保育者の反応を見ていると，まだまだ危険性の認識は甘いように感じる。ここでは実際に経験した啓発活動の内容や，保護者らの反応を紹介したい。

2 講演に至る経緯

　幼稚園等，保育施設への啓発が必要と感じたのは，自身の子供が通っていた幼稚園で，節分の際，豆まき及び福豆摂取が行われていたことがきっかけであった。2～6歳の幼児が，それぞれの教室で，オニに向かって豆を投げ，年の数だけ豆を食べる。友達と一緒に楽しむ年に一度のイベントではあるが，30人近くの園児に対し2人ほどの教員が付くだけの状況で，おしゃべりしながら，興奮しながら，子供達が豆を食べるというのは，気道異物のリスクを考えると非常に怖いと感じた。筆者は，乾燥豆類による気道異物に関する資料を集め，福豆を用いた行事をやめていただくよう園長の説得を試みたが，結局，事故の危険性よりも伝統行事を重んじるという考えが優先され，豆まきと福豆摂取は継続された。その後も，節分の時期に毎年資料を持って園を訪れ，3年間訴え続けたところ，ようやく理解が得られ，何とか節分の1週間前に福豆摂取を中止していただいた。結果的に一つの小さな啓発活動が成功したのではあるが，幼い子供達を預かる立場にある幼稚園の教員でも，気道異物に関して理解を得ることが困難であることを知り，一耳鼻咽喉科医の立場で啓発活動をする難しさと無力さを痛感した経験であった。

　その後，筆者が園医をしており，自身の子も通っている別の園（以後，モデル園とする）でも，節分に福豆摂取，豆まきを毎年実施していることがわかった。上記の園と同様，豆による気道異物の危険性を伝えたところ，幸い，この園では，教諭らがすぐに理解を示し，翌

年より豆を使わない節分行事に変更された．加えて，保護者らに対しても，気道異物に関する講演をして欲しいと依頼された．園医という立場が功を奏したのかもしれないが，結果的に，以後，気道異物に関する講演会を実施させていただく機会を得ることになった．

3 保護者・保育者への啓発講演

気道異物は，豆類に多い気管・気管支異物だけではなく，咽頭内や喉頭直上で嵌頓し窒息するリスクのある，やや大きなサイズの異物もある．どちらのタイプの異物も，圧倒的に食物が多いと言われている．講演会では，「われわれ大人が普段子供達に与えている食べ物が，実は気道異物となって，子供達の命を奪いかねない，重大な事故に繋がることがある」，ということを保護者らに強く印象づけるため，1時間程度の講演の中で，いろいろな工夫をしている．

気管支異物も，咽喉頭内で詰まる異物も，口からどの様に食物が入り，どこで詰まるのか，イラストを用いて説明をする．豆類などの小さなものは，声門間隙をすり抜け気管へ落ちていく様子，飴玉やミニトマトなどの大きな異物は，喉頭上で嵌頓し，声門が塞がれる様子を，それぞれアニメーションで示し，事故の状況をイメージしてもらう．

次に，それぞれの異物事故に関し，文献から実際の事故症例を挙げ，自分の子供に置き換えて考えていただくことで，危険性を印象づけるようにしている．

a 気管支異物

気管支異物症例の概略を以下に示す．

2歳5カ月，男児．ピーナッツを食べながら走り回っていたところ，壁にぶつかる．翌日より咳嗽，発熱出現．CTにて左上葉の無気肺が有り，気管支異物と診断[4]．

1歳9カ月，男児．ピーナッツ入りチョコレートを食べ歩き中に，母親から注意され，むせて喘鳴．その後1カ月半放置．軽い咳嗽が続くため，小児科受診，胸部X線にて異常あり，その後CTで異物を確認．肺炎併発[4]．

1歳8カ月，女児．ピーナッツを食べながら転倒し，むせる．喘鳴が有り，小児科受診．喘息の診断で2週間以上保存的加療．その後他院を紹介され，異物発覚[5]．

この3症例を挙げ，保護者らに，気道異物事故が発生するシチュエーションをイメージしてもらう．1歳前後の子供に異物事故が多い，ピーナッツ入りの菓子類を食べ歩いたり，食べている途中に声をかけられ，びっくりしたり泣いたりすると異物事故に繋がる，症状として喘鳴や咳嗽が出る，時間が経つと症状が軽くなり，発見が遅れることがある，医療機関を受診しても発見されない場合がある，といったことなどを症例を通じて説明すると，具体的に理解してもらいやすい．

治療は，全身麻酔下で気管支異物摘出術となるが，実際の手術ビデオを供覧している（提供：三重大学耳鼻咽喉科教室）．8mm大ほどのピーナッツ片が，小児の気管支を閉塞している映像に驚かれ，恐怖感とともに気道異物に対する危機感が強く印象づけられる．加えて，昔，当院で使用していた小児用気管支鏡や異物鉗子を持参し，実際に保護者らに手にとって見ていただく．すると，自分の子供が万が一豆を吸い込んでしまった場合，金属製の長い管を口から気管まで入れられるのだということが具体的に想像でき，説得力がある．

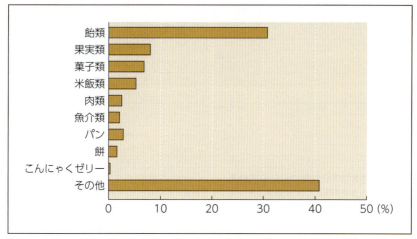

図 1 ■ 2006〜2007 年の 2 年間に東京消防庁管内で発生し，救急隊が対応した食品による窒息事故症例の原因食品
0〜14 歳の 466 例のうち，飴類が 146 例（83.4％）を占めた。
（評価書　食品による窒息事故．食品安全委員会，2010 年 6 月より抜粋）

b 咽頭・喉頭で詰まる異物

　日常的に食卓に上る食材や，よく与えるおやつでの事故が多い。東京消防庁における，2006〜2007 年の調査では，救急搬送された小児の異物事故で最多は飴類であった（**図1**）[6]。声門直上で異物が嵌頓すると，上述のごとく窒息事故に繋がる。公共施設などにおいて実際に窒息事故死した症例報告[7]から数例を挙げ，不幸な転帰をとった理由を保護者と一緒に考えていくように話をしている。

 3 歳，男児。保育所にて幼児 8 人と保母 2 人で給食中に，ブドウを飲み込み，直後に苦しむ。診療所へ搬送された後，咽喉頭部より皮付きのままのブドウが取り出されたが，2 時間半後に死亡。

 14 歳，男児。中学校にて給食中，パンの早食い競争をしていた。直径 5cm のミニロールパンを一口で食べ，その後サラダを食べ，牛乳を飲んだところで意識消失。教諭らがパンの一部を掻き出し，救急搬送したが，心肺停止状態となる。低酸素脳症となり，3 カ月半後死亡。

　症例 4 の場合，皮付きのブドウが与えられ，そのまま丸呑みしたことで窒息に繋がった。症例 5 は早食いをしたこと，パンなどのぱさつくものを丸ごと口に詰め込んだこと，サラダや牛乳などの水分が，詰まったパンに染みこみ，咽頭腔と食塊との隙間が無くなったことなどが窒息の原因と考えられた。その他，みたらし団子，こんにゃくゼリー，グミ，バナナ，ミニトマトによる窒息死亡例が報告されている（**表1**）。これらの事故症例を紹介しながら，詰まりやすい食べ物の形状（丸い），大きさ（咽喉頭内を塞ぐ大きめのサイズ：乳幼児で約 2〜3cm 大），特性（硬い，噛み切りにくい，粘っこい，ぱさついたもの，など）を一緒に考えていくと，保護者らの理解が得られやすい。食材の問題だけでなく，乳幼児は，咀嚼力が弱い，喉に詰まっても咳を出す力が無い，食べながら歩いたりしゃべったりする，など異物

	施設	年齢	性別	身体状況	詰まった食物	発生環境	死亡までの時間	処置	備考
1	総合病院	4歳	女児	頸部リンパ節腫脹，扁桃炎，伝染性単核球症	バナナ	朝食	約3時間半	吸引器で吸引	民事訴訟
2	保育所	3歳	男児	N.P.	ブドウ	給食	約2時間半	病院へ搬送	
3	小学校	7歳	男児	N.P	パン	給食	約8時間	背中を叩き，口腔内に指を入れて一部吐き出させる	
4	児童養護施設	4歳	男児	N.P.	みたらし団子	おやつ	約11時間	背中を叩く，病院へ搬送	
5	保育所	1歳	男児	感冒	ごま ご飯	昼食	約1時間	病院へ搬送	捜査
6	保育所	6歳	女児	N.P.	白玉団子	おやつ	約11カ月	背中を叩く，病院へ搬送	
7	中学校	14歳	男児	N.P.	ロールパン	給食	3カ月半	教諭らが詰まった食べ物をかき出すなどして病院へ搬送	
8	保育所	3歳	女児	扁桃腺肥大症	みたらし団子	おやつ	不明	不明	民事訴訟
9	保育所	1歳	女児	N.P.	ミニトマト	レクリエーション	約2時間半	病院へ搬送	
10	学童保育所	7歳	男児	N.P.	こんにゃくゼリー	おやつ	約3時間	掃除機で吸い出そうとするが失敗し，病院へ搬送	民事訴訟
11	児童養護施設	2歳	女児	N.P.	グミ	就寝直前	約2時間	異変に気づかず	書類送検
12	小学校	12歳	男児	N.P.	蜂蜜パン	給食	約5時間半	吐き出させる，病院へ搬送	

N.P.：not particular

表1 ■ 咽喉頭部に食物を詰まらせ死亡した小児症例
（馬場美年子，他：小児の食物誤嚥による窒息事故死の現状と予防策について．公共施設などにおける事故死例からの検討．日職災会医誌 58：276-282, 2010 より）

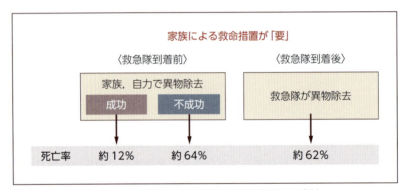

図2 ■ 気道異物に対する救急隊員並びに市民による異物除去の検討
家族または自力で異物除去を成功させることが救命の鍵となる．
（竹田豊，他：気道異物に対する救急隊員並びに市民による異物除去の検討．平成11年度自治省消防庁委託研究報告書より抜粋）

事故が起こりやすい特性がある．これらをよく理解し，食べ物に一工夫して異物になりにくい形体（小さく切る，皮をむく，やわらかくする，など）で子供達に与えて欲しいことを伝える．また，事故は，大人の目が行き届きにくい状況で発生しやすく，集団生活の場やイベント時には特に注意が必要である．自宅でも，普段から，飲食時には子供をしっかり見守る姿勢を持っていただきたいと話している．加えて，窒息死亡事故例には小中学生の症例もあり，咀嚼・嚥下機能，認知機能が十分な年齢であっても，ちょっとした不注意やふざけ心から事故が起こりうるということを伝えている．

万が一事故が発生した場合，周囲の家族が迅速に異物除去，救命措置を行うことが子供の生死を分ける鍵となる．周囲にいる家族もしくは自力で異物が除去できた場合，死亡率は約12％であるが，除去に失敗した場合，もしくは救急隊が到着してから異物除去が行われた場合は，死亡率は60％を超えるといわれる[8]（図2）．つまり，一刻も早く異物を除去することが肝要であり，そのためには，周囲にいる家族が異物除去法，救命措置を理解し，実践できることが望ましい．講演では，背部叩打法（図3），ハイムリック法（図4）[9]，また意識消失した場合の心臓マッサージ法について，図を用いて説明を行っている．

講演時，保護者の印象に残るように出す写真がある．ミニトマトと同じくらいのサイズの赤いスーパーボールを並べて撮ったものだ（図5）．保護者らは，スーパーボールを口に入れて遊んでいるわが子を見たら，おそらくすぐに窒息事故を連想してやめさせるだろう．ところが，ミニトマトは，平気で丸のまま食卓に並べ，弁当に入れる．母子手帳には誤飲チェッ

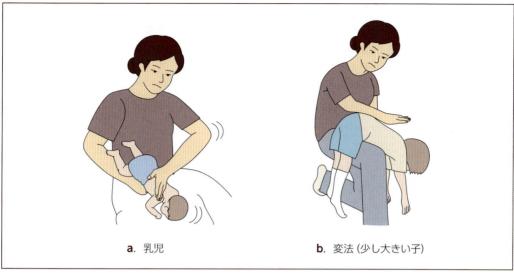

図3 ■ 背部叩打法
a. 乳児　　b. 変法（少し大きい子）
（竹田豊，他：気道異物に対する救急隊員並びに市民による異物除去の検討．平成11年度自治省消防庁委託研究報告書より抜粋）

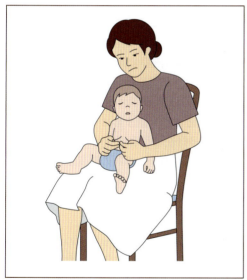

図4 ■ ハイムリック法（年長児）
（竹田豊，他：気道異物に対する救急隊員並びに市民による異物除去の検討．平成11年度自治省消防庁委託研究報告書より抜粋）

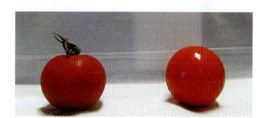

図5 ■ ミニトマトとスーパーボール
大きさ，形，色，いずれもほぼ同等で，どちらも同じように気道異物のリスクがある。

カーという，子供の口径をイメージした穴やイラストがあり，その穴を通るものはすべて子供の口に入るので，異物事故に気をつけるよう記載がある。食べ物は当然口に入るサイズであり，食べ物による異物事故の予防には役に立たないのだが，保護者たちは誤飲チェッカーを通る玩具や日用品には意識が働き，食べ物には意識が働きにくいのである。スーパーボールと同じように，食べ物でも，のどに詰まれば窒息するのだという意識を常に持っていただきたいとお話している。

実は，モデル園の教諭らであっても，講演を行った2カ月後，園行事の中で園児に大きなドングリ飴を配ったことがあった。すぐに筆者は注意したのだが，教諭ら自身も，ドングリ

飴と気道異物が結びつかなかったことに驚き，反省をしていた。このように，啓発活動の一端を担うモデル園教諭であっても，気道異物に敏感になるのは難しいようだ。となると，一般市民に同様の事を期待するのはさらに困難を極めると予想される。われわれは，小さな子供達に関わるすべての大人達に，子供が口に入れる食べ物に常に気を配り，敏感になって欲しいことを訴えていかなければならない。至難の業である。

4 保護者からのアンケート

　講演の前後で，保護者らの気道異物に対する意識に変化が起こったかどうかを把握する目的で，アンケート調査を行っている。2011年に行った調査では，46名の保護者のうち，乾燥豆類が気道異物の原因となり，危険であると知っていたと回答した保護者が65.2％（30名）であったにも関わらず，その半数が危険と知りつつ子供達に豆を与えているという実態が明らかになった[10]。乾燥豆類が気道異物となり危険であることを知らなかった保護者（16名）においては，その75％が子供と一緒に乾燥豆類を摂取していた[10]。講演後は，ほぼ全保護者が乾燥豆類を与えないようにすると回答した。飴類などの咽喉頭内で起こる気道異物に関しては，全体の91％に当たる保護者が危険性を認識していながらも，飴類を与えないようにしている保護者はわずか8％に留まり，与えると静かだとか，外出先での手軽なおやつという感覚で子供達に与える保護者が多かった。講演後も，飴類を与えないと回答した保護者は4割未満で，約6割が注意しながらも与えたいと考えているようであった。窒息のリスクや，対処法，救命措置まで伝えても，保護者の認識を変えるのはとても難しいと痛感した。

　2014年の講演会は，22名ほどの少人数であったが，同様の内容で講演した。2011年にも講演を聴いた保護者は，3年経過すると意識が薄れるため，定期的な講演を希望した。身近な気道異物事故例の経験があるかを問うたところ，豆類の気管支異物の経験者は無かったが，自身の子供や身内で，飴玉や餅，パン，カステラなどを喉に詰まらせそうになった経験や，子供がスナック菓子を詰まらせ，近所の人が背部叩打法で異物摘出したという経験など，気道異物事故を身近に体験している保護者が半数ほどもおり，事故の頻度が思ったよりも高いことに驚いた。

5 講演後のモデル園の取り組み

　夏期休暇を利用し，モデル園の園教諭全員に対し，保護者に対して行ったものと同じ内容の講演を行った。今後，餅つきや，夏祭りなどのイベント時に，園児に与える食材の種類や形態について考え直すきっかけ作りになったようだ。また，この園では，講演内容を短くまとめたプリントを，未就園児が来園した際や，節分の時期が近くなると全園児に，毎年配布していただけるようになった。こうした取り組みにより，園から保護者へ，継続的に気道異物に関する情報が配信されることとなり，非常に理想的な体制が作られた。また，数年に1回程講演会を行うことにより，忘れかけていた異物事故の恐ろしさを再び思い出していただくことができ，効果的であると思われる。

II　小児科との連携，地域との連携

　日常診療時に連携を取っている小児科医の勧めで，三重県小児保健学会（2013.9.8開催）にて，気道異物に関する講演を行う機会を得た。学会の参加者は，主に地域医療に携わる小児

科医や教育関係者であった．保護者向けの講演会と同様の内容に加え，一般市民に気道異物の危険性を認識していただくことの難しさを，体験談を含めお伝えし，啓発活動にご協力いただけるようお願いをした．地域の小児科医は大変協力的で，園医マニュアル作成時には気道異物に関しての記載を加えていただき，また，保健師への教育の際には，異物事故についてもご指導いただいている．

　市で実施される乳幼児健康診査では，診査項目や指導内容が多岐に渡るため，現在の所，気道異物に関して保護者へ指導をする機会は取れないようである．しかしながら，われわれの在住する三重県津市においては，女性が妊娠し母子手帳を交付される時から保健師との繋がりができ，また出産後は乳児家庭全戸訪問事業があり，家族が孤立しないよう，育児支援システムが構築されている．この中で，保健師は，妊婦や乳幼児の家庭訪問時に，母子手帳の誤飲チェッカーなどを参考に気道異物に対する指導を行い，県が作成した気道異物に関するリーフレットを配布しているようである．

　一方，他県の調査で，対象とする保健師の7割以上が，健康診査の際，気道異物の指導をしていると回答しながらも，異物の原因として豆類よりもビー玉などの玩具に関する指導が多く，また，気道異物を疑う危険な兆候や予防法，事故時の対処法に関しては，知識があっても指導をしていない保健師が半数にのぼるというデータが発表されている[11]．保健師の存在は，幼い子供を持つ保護者には非常に大きく身近であるため，保健師への教育は，気道異物事故の知識や情報普及に役立つものと思われる．今後，われわれ耳鼻咽喉科医も介入できれば理想的であると考えている．

III　今後の取り組み

　今後，紹介したモデル園に限らず，さまざまな保育施設で，依頼があれば講演活動を行っていきたいと考えているが，市内には，公立保育園（27施設），私立保育園（32施設），公立幼稚園（38施設），私立幼稚園（11施設）と多数の保育施設が有り，それぞれ統括部署も異なるようで，すべての施設に講演活動を行うのは難しいと思われる．現在の所，モデル園の副園長先生のご尽力により，市内公立幼稚園の園長会での講演，公立幼稚園1施設での講演の予定が立った．一開業医の力では，草の根運動のように，少しずつ活動を広げるより手がない．地道な努力をすれば，必ず事故予防の意識は普及すると信じて活動を続けていくとともに，自治体，学会などの大きな力で広く一般市民に情報提供をしていただくことを希望する．

（坂井田　麻祐子）

● 文献

1) 家根旦有，米倉竹夫，山下哲範：Q12　気道・食道異物は減っていますか？　最近の対処法はどうなっていますか？　MB ENT 152：79-86：2013
2) 市丸智浩，樋口収，足立雄一，他：小児における気管・気管支異物の全国調査結果—予防策の推進にむけて—．日小呼誌 19：85-89, 2008
3) 日本小児呼吸器学会　気道異物事故予防ワーキンググループ：小児の気道異物事故予防ならびに対応. 2013
4) 荒尾嘉人，小林正佳，北野雅子，他：内視鏡付き小児用気管支鏡セットにて摘出した小児気管支異物の2症例．小児耳鼻 31：307-311, 2010
5) 本間仁，榊久乃，板澤寿子，他：なぜ気道異物が診断されるまでに長期間を要したのか—ピーナッツ吸

引の 3 小児例の検討—. 日小呼誌 16：21-26, 2005
 6) 評価書　食品による窒息事故. 食品安全委員会, 2010 年 6 月
 7) 馬場美年子, 一杉正仁, 武原格, 他：小児の食物誤嚥による窒息事故死の現状と予防策について. 公共施設などにおける事故死例からの検討. 日職災会医誌 58：276-282, 2010
 8) 竹田豊, 越智元郎, 畑中哲生, 他：気道異物に対する救急隊員並びに市民による異物除去の検討. 平成 11 年度自治省消防庁委託研究報告書
 9) 食品安全委員会：食べ物による窒息事故を防ぐために. 平成 20 年 5 月 2 日作成
10) 坂井田麻祐子：乾燥豆類の希望異物に関する幼稚園児保護者への意識調査. 小児耳鼻 34：366-370, 2013
11) 足立陽子, 樋口収, 種市尋宙, 他：乳幼児の気道異物事故予防のための保健師による指導に関する調査. 日小呼誌 23：147-154, 2012

2章 診断・対策

10 高齢者気道異物の対策

I 嚥下機能と異物

1 高齢社会

　高齢者とは，世界保健機関（World Health Organization：WHO）の定義によれば65歳以上をいう。また，一般に，65歳以上75歳未満の人のことを「前期高齢者」，75歳以上の人のこと「後期高齢者」という。わが国が急速に高齢化していることは周知の事実である。内閣府による「平成26年版高齢化白書による」と，わが国の総人口は，平成25年10月1日現在，1億2,730万人と，平成23年から3年連続減少しているが，65歳以上の高齢者人口は，過去最高の3,190万人となり，総人口に占める割合（高齢化率）も25.1％と過去最高となっている。65歳以上の高齢者人口を男女別にみると，男性は1,370万人，女性は1,820万人で，性比（女性人口100人に対する男性人口）は75.3であり，男性対女性の比は約3対4となっている[1]（図1）。

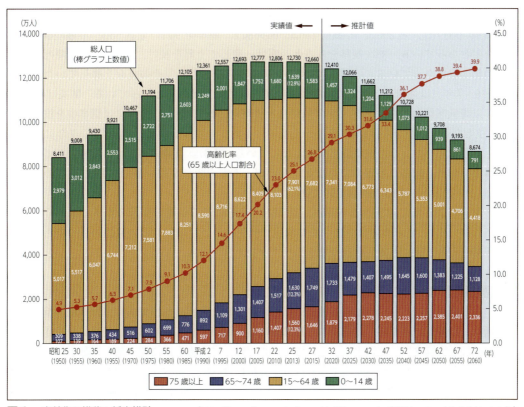

図1 ■ 高齢化の推移と将来推計　　（http://www8.cao.go.jp/kourei/whitepaper/w-2014/zenbun/s1_1_1.html より）

85

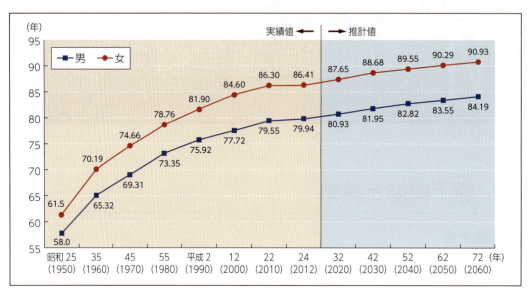

図2 ■ 平均寿命と将来推計　　　（http://www8.cao.go.jp/kourei/whitepaper/w-2014/zenbun/s1_1_1.html より）

わが国の平均寿命は，平成24（2012）年現在，男性79.94年，女性86.41年である。今後，男女とも延びて，平成72（2060）年には，男性84.19年，女性90.93年となり，女性の平均寿命は90歳を超えると見込まれている[1]（**図2**）。

2 わが国の主な死因

厚生労働省「平成25年我が国の人口動態」によれば，平成25年の主な死因別の死亡率（人口10万対）は，癌290.3，心臓病156.5，肺炎97.8，脳卒中94.1，老衰55.5，不慮の事故31.5などとなっている。年次推移をみると，癌は一貫して上昇を続け，昭和56年以降死因順位の第1位となっている。心臓病は昭和60年に第2位となり，その後も上昇していたが，平成6，7年には急激に低下した。平成9年からは再度上昇傾向となっている。肺炎は昭和22年以降低下傾向であったが，48年以降は上昇傾向に転じ，平成23年には脳卒中を抜いて第3位となった。脳卒中は昭和45年から低下，平成3年以降は横ばいで推移し，7年に急激に上昇したものの，その後は低下傾向となっている（**図3**）。不慮の事故には死因として，交通事故，転倒・転落，不慮の窒息などがあるが，不慮の窒息が最も多く，平成25年の死亡数は，9,713人（人口10万対は7.7）であった[2]。

肺炎による死亡の94％が65歳以上であり[3]，その多くが嚥下機能の低下に基づくものとされている[4]。嚥下機能はさまざまな病態で低下するが，加齢もその原因の一つである。嚥下機能の低下は，嚥下性肺炎や窒息のリスクを上昇させる。

3 摂食嚥下のメカニズム

摂食嚥下とは，多くの器官，神経，筋肉が関与した一連の動作であり，認知期，捕食・咀嚼期，口腔期，咽頭期，食道期の5期に分けることができる。認知期は，視覚や嗅覚で食物を感知し大脳皮質で認識する。そして，手指が動いて食物を口に運ぶ随意運動が起こる。上肢の運動障害や体幹が不安定であればうまく口に食べ物が運べない。捕食・咀嚼期は，口腔内に入った食物の物性を判断し，そのまま嚥下するか，咀嚼してから嚥下するかを判断する。咀嚼が必要な場合は，咽頭へ食物が入らないように，舌根と軟口蓋により口腔と咽頭が

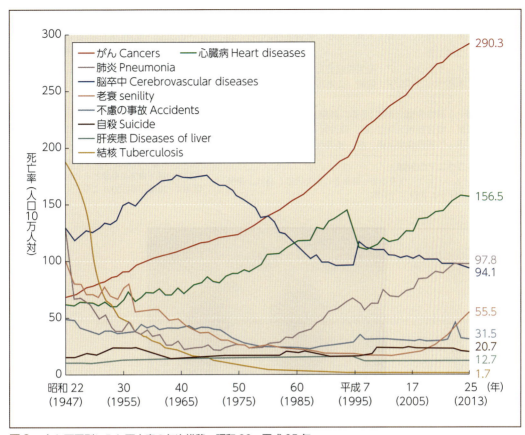

図3 ■ 主な死因別にみた死亡率の年次推移—昭和22～平成25年—
(http://www.mhlw.go.jp/toukei/list/dl/81-1a2.pdf より)

遮断され，咀嚼する。咀嚼時には食物は唾液と混和され食塊形成の助けとなる。口腔期は，咀嚼し1回嚥下量に調節された食塊を，口腔から咽頭へ送り込む随意的な過程をいう。舌縁が挙上することにより作られた舌中央部の凹みに食塊を置き，舌尖が口蓋前方に固定され，舌背が前方から徐々に挙上し蠕動運動のようにして食塊を咽頭に送り込む過程をいう。咽頭期は，鼻咽腔閉鎖，口腔と咽頭の遮断，喉頭挙上，声門閉鎖，咽頭収縮，食道入口部開大が，多くの嚥下関連筋の絶妙なタイミングの収縮と弛緩により行われる1秒に満たない反射運動である。食道期は，食塊が食道に入ると輪状咽頭筋が収縮し逆流を防ぎ，食道の蠕動運動で胃に送り込まれる[5]。

嚥下咽頭期の反射運動は，延髄にあるCPG (central pattern generator) により制御されていると考えられている[6]。求心路としては，迷走神経の分枝，上喉頭神経と舌咽神経からの経路が主な役割を担い，遠心路は，主に三叉神経，迷走神経，舌下神経が関係しているといわれている。

4 サルコペニアと嚥下障害

Cruz-Jentoftらは，2010年にサルコペニアは，進行性，全身性に認める筋肉量減少と筋力低下であり，身体機能障害，QOL (quality of life) 低下，死のリスクを伴うと定義した[7]。加齢のみが原因の場合を一次性サルコペニア，その他のさまざまな要因が原因の場合を二次性サルコペニアと分類する[8]（**表1**）。サルコペニアと嚥下障害との関連，嚥下性肺炎が高齢

一次性サルコペニア
・加齢のみの影響で，活動・栄養・疾患の影響はない
二次性サルコペニア
・活動によるサルコペニア：廃用性筋萎縮症
・栄養によるサルコペニア：飢餓，エネルギー摂取量不足
・疾患によるサルコペニア
侵襲　：急性疾患，炎症（手術，外傷，急性感染症など）
悪液質：慢性疾患・炎症（癌，慢性腎不全など）
原疾患：筋萎縮性側索硬化症，多発性筋炎など

表1 ■ サルコペニアの分類
（若林秀隆：サルコペニアと栄養療法．高齢者の栄養状態とQOL．静脈経腸栄養 29：834-842, 2014 より改変）

・咀嚼機能の低下や唾液分泌能の低下
・dipper swallow の頻度増加
・口腔内での食塊形成能と保持機能低下
・咽頭期嚥下の惹起遅延
・安静時の喉頭位の下降
・咽頭クリアランスの低下
・嚥下の予備能力の低下
・気道防御反射の低下

表2 ■ 加齢に伴う生理的な嚥下機能の変化
（大前由紀雄：高齢者における病態生理と対応 高齢者の嚥下障害の病態とその対応．日耳鼻会報 104：1048-1051, 2001 より）

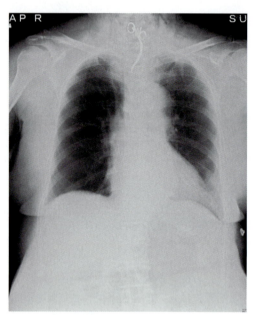

図4 ■ 胸部X線写真
ブリッジ型の義歯陰影を認める。

化社会を迎えますます問題になってきている．しかし，加齢による骨格筋の減少が運動能力の低下をきたすが，嚥下関連筋についてはその能力低下をきたすという明らかなエビデンスは舌筋[9]を除けばほとんどなく，現時点では加齢によるサルコペニアがどのような嚥下機能低下を及ぼすかは明らかになっていない[10]．

5 加齢に伴う嚥下機能の低下と異物

加齢に伴い嚥下動態も様々な変化が認められるようになる[11]（**表2**）．認知機能が低下すれば，食物に対する関心も薄くなり，経口摂取をあまりしなくなる場合もある．また，食物以外のものを何でも口にしてしまうような異常行動が出現し異物症の誘因となる．認知症だけでなく，他の精神疾患や精神運動発達遅滞を伴う高齢者においても思わぬものが異物症となり得るので注意が必要である．口腔内も，義歯作製から年月がたつと，歯肉の変化のため義歯が不適合となるが，本人，家族の関心が薄ければそのまま放置される．義歯不適合があれば，義歯そのものが異物となり得る（**図4, 5**）．近年は，義歯いわゆる"入れ歯"だけではな

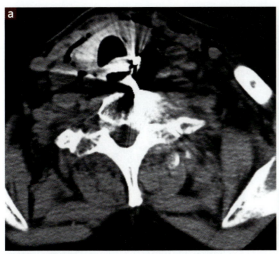
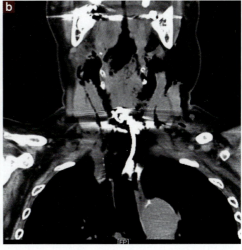

図5 ■ CT画像
a. 水平断：食道入口部レベルに義歯を認める。
b. 冠状断：食道入口部から頸部食道に異物を認め，気腫を認める。

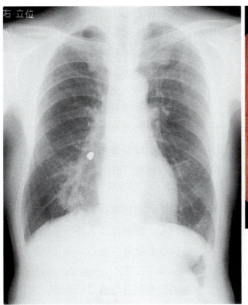
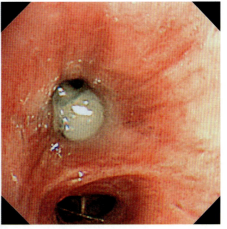

図6 ■ インプラントの誤嚥
右下葉支（B9）に異物を認める。

く，10年以上前に挿入されたインプラントも異物症になり得る。**図6**は，インプラントが食事中に外れ，気道内に誤嚥した症例である。インプラントは埋め込まれており半永久的と考えられているが，経時的変化により脱落し気道異物の原因となる。義歯不適合，歯牙の減少，唾液分泌量の低下は，咀嚼を障害し，食塊形成不十分のまま嚥下すれば，やはり異物の原因となる。**図7**は不十分な咀嚼により嚥下された食塊が食道第2狭窄に停留し，異物症を呈した例である。

　無症候性脳梗塞などから基礎疾患がないと思われる高齢者においても咽頭期嚥下機能も低下する。咽喉頭の解剖学的変化，末梢，中枢の神経機構の変化，嚥下関連筋群の筋力低下が

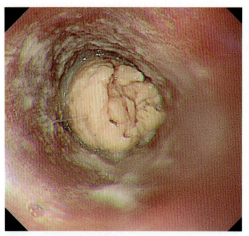

図7 ■ 食塊による異物
門歯より23cmに異物を認めた。食道内には器質的狭窄をきたすような病変は認めなかった。

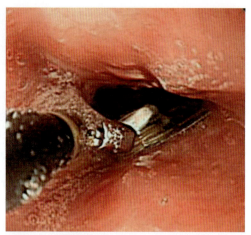

図8 ■ PTP異物
PTP異物を食道内に認めた。一錠一錠分割して管理している人も多い。

起こるので、嚥下運動において、嚥下反射の低下、食塊駆動力の低下、嚥下運動におけるタイミングの変化などが生じるとされている[12]。嚥下機能の低下は、異物症のリスクとなり得る。

II 高齢者への対応

　具体的な異物摘出方法については、他項に譲るが、加齢に伴い全身的な身体機能、生理機能低下を認めるので、摘出に際しては、関連各科（耳鼻咽喉科、麻酔科、内科、外科、口腔外科等）との十分な連携が必要になるのは言うまでもない。

　認知精神機能の低下をきたした高齢者に対しては、環境の整備を行い、異物になり得るものを周囲から遠ざける必要がある。健康高齢者においても、加齢による嚥下機能低下を有するので無意識に行われている咀嚼嚥下についても注意喚起が必要である。多量の内服薬が必要な高齢者は、1994年に日本気管食道科学会の要望書によりPTP（press through package）の包装様式が変更され、一錠一錠分割しにくいような包装形態となっているが、本人家族だけでなく、医療者側も管理のしやすさを優先して一つ一つをわざわざ分割しPTP包装を一錠ずつ分けて管理している場合がある。認知症がなくとも、無意識にPTP包装のまま内服してしまい食道異物となってしまう事例は後を絶たない（**図8**）。注意喚起、指導を徹底するようにしたい。

　嚥下性肺炎のリスクを減らす口腔ケアは、嚥下性肺炎の予防のみならず、口腔内の状況確認（歯牙、義歯の状況）、嚥下訓練ともなるので、高齢者の口腔管理は異物予防にも重要な位置を占める。咀嚼も十分に行われなければ、先に示したように食塊そのものが食道内に停留し異物症を発症しうるので、不適合義歯の改善を促し、咀嚼を十分に行うよう生活指導することも予防の一つである。

　異物診療は、その予防が非常に大切である。本人だけではなく、家族、介助者の協力が不可欠である。高齢者には潜在的に嚥下障害は存在する。脳血管障害後遺症や認知症などを背景とする場合もあるが、増悪因子として、呼吸機能の低下や日常生活動作（activities of daily living：ADL）の低下が関与するので，嚥下動態だけでなく，身体機能や基礎疾患の有無，精神活動の低下，さらに将来の介護環境などにも注意を払う必要がある．しかし，どんなに十分な対応をしても異物症は起こり得る．診断・治療を遅らせないためにも，医療者側も常に異物を念頭におき，さらに異物症が発症しないように啓発活動，指導を徹底していく必要がある．

（後藤　一貴）

● 文献

1) 内閣府　平成26年高齢化白書
   http://www8.cao.go.jp/kourei/whitepaper/w-2014/zenbun/s1_1_1.html
2) 厚生労働省　平成25年我が国の人口動態
   http://www.mhlw.go.jp/toukei/list/dl/81-1a2.pdf
3) 久保裕司，山谷睦雄：【高齢者の誤嚥にどう対応するか】高齢者の誤嚥性肺炎の疫学と病態．MB ENT 124：14-19, 2011
4) Teramoto S, Fukuchi Y, Sasaki H, et al：High incidence of aspiration pneumonia in community- and hospital-acquired pneumonia in hospitalized patients：a multicenter, prospective study in Japan. J Am Geriatr Soc 56：577-579, 2008
5) 湯本英二，他（編）：耳鼻咽喉科診療プラクティス7　嚥下障害を治す．pp4-8, 文光堂, 2002
6) 進武幹：延髄における嚥下パターン形成機構．耳鼻 40（補1）：296-312, 1994
7) Cruz-Jentoft AJ, Baeyens JP, Bauer JM, et al：Sarcopenia：European consensus on definition and diagnosis：Report of the European Working Group on Sarcopenia in Older People. Age Ageing 39：412-423, 2010
8) 若林秀隆：サルコペニアと栄養療法・高齢者の栄養状態と QOL．静脈経腸栄養 29：834-842, 2014
9) Tamura F, Kikutani T, Tohara T, et al：Tongue thickness relates to nutritional status in the elderly. Dysphagia 27：556-561, 2012
10) 梅﨑俊郎：【加齢と耳鼻咽喉科疾患】加齢と嚥下障害．MB ENT 165：60-66, 2014
11) 大前由紀雄：高齢者における病態生理と対応　高齢者の嚥下障害の病態とその対応．日耳鼻会報 104：1048-1051, 2001
12) 田山二朗：高齢化社会と気管食道科 加齢と嚥下障害．日気食会報 65：105-107, 2014

3章

手 技

3章 手技

1 気道異物摘出術の麻酔

I 気道異物摘出術麻酔時の留意点

気道異物摘出術の麻酔が依頼された際に麻酔科医が直ちに確認すべき事項を示す.

- 成人か，小児か？
  小児は，成人と比して代謝が活発であるために体重当たりの酸素消費量は多く，肺胞のガス交換面積や肺容量は小さい．そのため，容易に低酸素血症に陥る危険性があるので，成人よりも早急な手術室入室を要することがある．
- 緊急処置を要する気道閉塞があるか？（呼吸は可能か？）
  異物が声門上にある場合は気道閉塞による窒息の危険性が高いので，早急に入室して，輪状甲状間膜穿刺，気管切開による気道確保や経皮的心肺補助法（percutaneous cardio pulmonary support：PCPS）の使用も考慮しておく．
- 異物は何か，どのような形状か，どこにあるか？
  成人の気道を閉塞しない小さな異物で，形状的に摘出が容易と判断できる場合は局所麻酔下に気管支鏡下摘出が行える[1]．
- 気道確保は可能か？
  異物の位置によっては気管挿管が困難なので，声門上器具（後述）の選択やPCPSの確立を考慮する．

気道異物摘出術で要求される麻酔のポイントを示す[2]．
①安全で苦痛が少ない方法を選択する
②手術操作を円滑に行うために，十分な下顎の筋弛緩を得る
③術中の咳嗽反射を抑制する
④十分に酸素投与を行い，低酸素症を回避する
⑤気道損傷を極力避ける

II 術前評価と術前診察

- 換気障害の程度や緊急度の確認を最優先で行い，誤嚥の時間，異物やその形状などについての情報，低酸素血症の有無，呼吸パターン，気道閉塞の程度を推測し，緊急度の判断を行う[3]．
- 咳や分泌物の程度に加え，胸部X線写真で異物がチェックバルブになっているか否かを判断する．

- 緊急を要する症例では，麻酔の必要性と換気不全の可能性，低酸素血症の危険性や術中死の可能性について家族に説明する[4]。
- フルストマック状態で緊急を要さない症例では，誤嚥のリスクを低減させるために最終摂食から5時間，最終飲水から2時間以上空けてから麻酔を開始する。
- 小児の場合には付添いの親から情報を得る。患児の両親には安全に摘出できるように最大限の努力をすることを話すが，成人同様に麻酔の必要性，換気不全，低酸素血症，術中死の可能性についても説明する。

III 麻酔の準備

- 麻酔器，麻酔回路，軟性気管支鏡挿入用コネクタ（エルボータイプ）は麻酔科医が用意し，軟性気管支鏡（気管支ファイバー），硬性気管支鏡（または硬性喉頭鏡），カメラモニターセット，摘出用鉗子などの一式を耳鼻咽喉科医が準備する[5]。
- 換気用気管支鏡（ventilating bronchoscope）であるStorz社のDOESEL-HUZLY気管支鏡（図1）の場合，気管支鏡の麻酔回路接続用アダプタ（図2-a，矢印）に麻酔回路を接続し，先端側方に開口している送気口（図2-b，矢印）から吸入麻酔薬を投与できる。

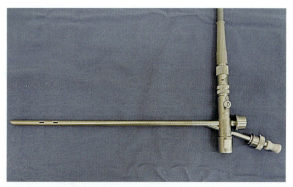

図1 ■ DOESEL-HUZLY気管支鏡

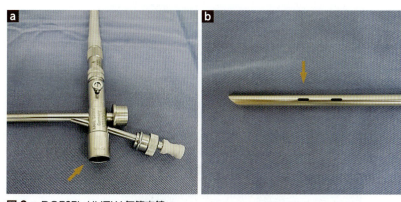

図2 ■ DOESEL-HUZLY気管支鏡
a. DOESEL-HUZLY気管支鏡の麻酔回路接続用アダプタ（→）
b. DOESEL-HUZLY気管支鏡の吸入麻酔ガス送気孔（→）

- 輪状甲状間膜穿刺，気管切開，PCPSは症例に応じて準備し，PCPSのための大腿動静脈確保の準備も考慮する。

IV 吸入麻酔/全静脈麻酔による麻酔

1 麻酔導入

- 成人の場合は，チアミラール4〜5mg/kgまたはプロポフォール1〜2mg/kgの静注か，亜酸化窒素-酸素-セボフルラン吸入による麻酔導入を行う。
- 7歳以下の小児に対してチアミラールを投与する際は，2%溶液に希釈して使用する（2.5%以上の濃度では組織壊死をおこす危険がある）。
- プロポフォールの添付文書では小児等に対する安全性が確立しておらず，集中治療における人工呼吸中の鎮静には使用しないように記されている。一方，日本麻酔科学会のガイドラインでは「小児への長期大量投与」を禁忌として挙げているが，プロポフォールを小児に使用することが全面的に禁忌となっているわけではない。したがって，使用に関してはこの点を踏まえて家族の同意を得て使用するべきである。
- 亜酸化窒素-酸素-セボフルラン吸入による麻酔導入は安全性が確立されている。
- ミダゾラムによる麻酔導入は使用上の制限や注意事項があるが，概ね使用可能である。
- 麻酔導入時の麻薬性鎮痛薬投与は患者の呼吸状態によって判断する。
- 筋弛緩薬投与は喉頭痙攣の防止や体動，バッキングの防止，筋弛緩による術操作の円滑化に繋がる。ただし，筋弛緩薬投与後の換気困難や挿管困難は致命的なので，必ずマスク換気が可能なことを確認してから筋弛緩薬を投与する。
- 気道確保後に気管チューブまたはDOESEL-HUZLY気管支鏡の接続用アダプタに麻酔回路を接続して麻酔維持に移行する（図3）。
- 観血的動脈圧ラインは術中の酸素化状態の把握に有用なので，可能な限り確保する。

2 術中管理

- 麻酔維持は亜酸化窒素-酸素-揮発性麻酔薬または空気-酸素-揮発性麻酔薬の吸入で行う（図3）。

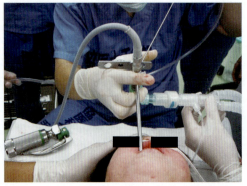

図3 ■ DOESEL-HUZLY気管支鏡を用いた全身麻酔下小児気管支異物摘出術

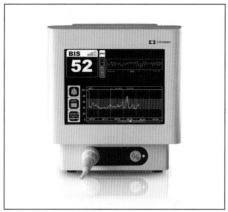

図4 ■ BIS (Bispectral index™) モニター
（資料提供：コヴィディエン ジャパン株式会社）
BIS値を40～60に調節する（図は52を表示）。

- 硬性気管支操作中は吸入麻酔のリークが生じるため，通常のセボフルラン維持濃度（1～2％）以上の量を投与することがある。
- 超短時間作用性麻薬性鎮痛薬であるレミフェンタニル0.2～0.5μg/kg/minの持続投与を吸入麻酔と併用する管理が主流となっている。
- 全静脈麻酔（total intravenous anesthesia：TIVA）では，レミフェンタニル0.2～0.5μg/kg/minの持続投与とプロポフォールの標的濃度調節持続静注法（target-controlled infusion：TCI）による1.5～3.0μg/mLの持続投与を併用して麻酔を行う。
- 低酸素症を検出するために，パルスオキシメータでSpO_2をモニタリングする。
- カプノメータによる$ETCO_2$モニタリングで高炭酸ガス血症を評価する。
- 麻酔深度を評価するためにBIS (Bispectral index™) モニターを装着し，BISモニターに示される値（BIS値）が概ね40～60となるよう麻酔深度を調節する（**図4**）。
- 室内の照明はチアノーゼの程度がわかるように暗くしすぎない。
- 異物摘出前は低換気量かつ低吸気圧の陽圧換気を行うことに留意する。ただし，低換気量かつ低吸気圧換気は高炭酸ガス血症と低酸素血症を来し，頻脈や血圧上昇，心室性不整脈の原因になるので，低換気量かつ低吸気圧換気時は常にモニターに注意を払う。
- 摘出鉗子を操作する間は，異物の押し込みを防ぐために換気を中断することも考慮し，鉗子操作前は十分な酸素化を行う。

3 麻酔上の注意点

a 換気不全

- 換気不全はSpO_2低下や$ETCO_2$上昇，用手換気での気道抵抗の変化，麻酔器の一回換気量実測値や最高気道内圧の変化から評価する。
- 異物によって気管が完全閉塞してしまった場合は，可及的救命処置として，硬性気管支鏡で異物を片側気管支に押し込み，片肺換気を確立する[6]。

b 喉頭痙攣

- 下咽頭や声門部付近の異物の物理的刺激によって喉頭痙攣が発症することがある。
- 喉頭痙攣では声門がほぼ完全に閉鎖してマスク換気が不能となるが，異物の声門への嵌頓がなければ，筋弛緩薬を投与することで改善する。

V 声門上器具を用いた麻酔

- 声門上器具（ラリンジアルマスクなど）内に軟性気管支鏡を挿入して異物を除去する麻酔法は挿管困難症例でも気道確保が可能なことが多く，手術操作中も換気できるなどの利点を有する[7,8]。
- 麻酔導入や維持は前述と同様である（図5）。
- 声門上器具を深く挿入しすぎると，喉頭蓋を圧排して換気困難になるので気管支鏡で留置部位を確認する。

1 ラリンジアルマスク (LMA™)

- LMA™ は英国で開発され，1991年に日本へ導入された気道確保用声門上器具である。
- 一般的なタイプのLMA Classic™（図6-a）が良く知られているが，異物摘出術には不向きである。
- LMA™ は気管内チューブの内径より内腔が大きいことや，声門部，気管上部の直視が可能な点が有用であるが，サイズの選択は比較的困難である。
- LMA™ による麻酔の併発症として，喉頭痙攣，喉頭浮腫，舌下神経麻痺，喉頭神経麻痺，胃液・胃内容物の誤嚥や誤嚥性肺炎などが挙げられる[9]。
- 換気孔に縦のスリット（epiglottic elevating bar：EEB）（図6-b，矢印）が入っているタイプは気管支鏡操作や異物摘出が困難なため，異物摘出術には不向きである。

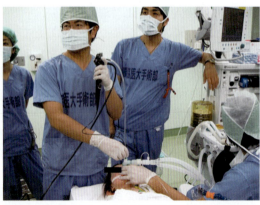

図5 ■ LMA™ を用いた全身麻酔下小児気管支異物摘出術

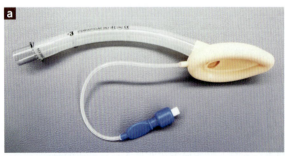
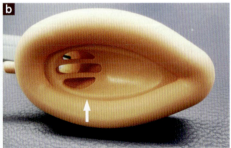

図6 ■ LMA Classic™
a. LMA Classic™ の全体像
b. LMA Classic™ 換気口のEEB。スリットが入っているタイプは異物摘出術には不向きである。

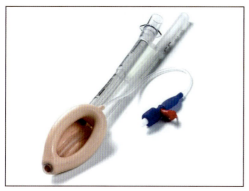

図7 ■ LMA ProSeal™
（資料提供：テレフレックス株式会社）

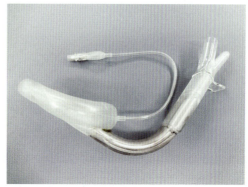

図8 ■ LMA Supreme™

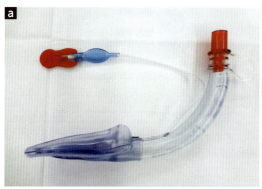

図9 ■ air-Q™
a. air-Q™の全体像。
b. EEBを有さず、開口部は鍵穴型である。

2 その他の声門上器具

近年は、従来のLMA以外にもさまざまな声門上器具が開発され、臨床使用されている。

- Intersurgical Solus™：ディスポーザブルタイプのLMAであり、LMA Classic™に備わるEEBがなく、気管支鏡操作を行いやすい。
- LMA ProSeal™：従来のLMAに比してカフ形状が厚く、背面にもカフが付けられたので、陽圧換気が可能となった。また、誤嚥対策として、胃内容のドレナージチューブポートが設けられ、陽圧換気と長時間手術に適した形状となっている（**図7**）[10,11]。EEBを有さない利点を持つ。
- LMA Supreme™：前述のProSealの形状に加えて、L字型の形状を持つLMAであり、陽圧換気、胃内容ドレナージ、簡便な挿入ができる性能を有する（**図8**）[12]。
- air-Q™：気管挿管を意識したL字型の形状を持つ声門上器具である（**図9-a**）。EEBは有しておらず、一体型バイトブロックや鍵穴型の開口部などを備えている（**図9-b**）。換気とカフ圧が連動するカフ圧管理が不要なself-pressurized air-Q（air-Q™sp）もある。
- Intersurgical i-gel™：カフがジェル状で柔らかく、喉頭にフィットするよう設計されたEEBを有さない声門上器具であり、カフを膨らますことなく喉頭周囲に高い密着性を確保する。バイトブロック部や胃管挿入孔もあるため、陽圧換気が可能であり、5秒以内の速やかな挿入が可能なデバイスである（**図10-a, b**）。

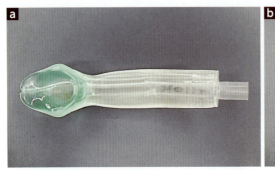 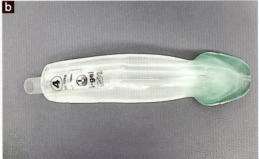

図 10 ■ Intersurgical i-gel™
a. Intersurgical i-gel™ の換気孔面　b. Intersurgical i-gel™ の背面

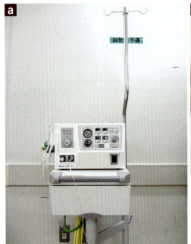 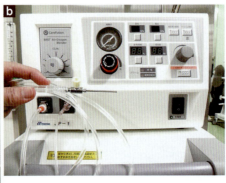

図 11 ■ 高頻度ジェットベンチレータ JP-1™
a. 高頻度ジェットベンチレータ JP-1™ の全体像。
b. 設定パネルとジェット針。駆動圧，呼吸回数 (Hz)，吸気時間 (%) を設定する。

VI HFJV を用いた麻酔

- 気管支鏡とは別に内径約 3mm の耐圧カテーテルや jet 針を気管内に挿入して O_2 jet による高頻度換気 (high-frequency jet ventilation：HFJV) を行う麻酔法である[13, 14]。
- 当院では，泉工医科工業社製の高頻度ジェットベンチレータ JP-1™ (**図 11-a**) を麻酔管理に用いることがある。
- 成人では硬性気管支鏡内に jet 針や耐圧カテーテルを挿入して O_2 jet を送気する (**図 11-b**)。
- 乳幼児や小児の症例では，気管支鏡の側孔から送気する (side-arm technique)[15]。
- 駆動圧 1.5kPa，呼吸回数 1〜6Hz で約 2〜4mL/kg の換気量が得られる。
- 本法で麻酔深度を適切に保つためには，前述の全静脈麻酔 (TIVA) の実施が望ましい。
- カプノメータによる $ETCO_2$ モニタリングは $PaCO_2$ と相関しないので，$PaCO_2$ の評価には経皮的二酸化炭素濃度モニターが有用である。
- 全身麻酔下に硬性気管気管支鏡で治療を受けた小児患者 586 例に関連する review では，全例でセボフルランによる吸入麻酔，レミフェンタニル持続投与，HFJV 下の自発呼吸，

表面麻酔の併用で実施されており[16]，558例で異物摘出に成功し，5例で喉頭痙攣，15例（2.6％）で低酸素血症がみられたが，重篤な併発症や死亡の発生はみられていない。
- 輪状甲状間膜穿刺部からカニューレを穿刺挿入してHFJVを行うことも可能である[17]。

（濱口　眞輔・大谷　太郎）

● 文献

1) 門倉光隆，谷尾昇，森保幸治，他：気管・気管支内異物の治療．気管支学 13：318-324, 1991
2) Pallister WK：Anaesthesia for bronchoscopy and bronchography. Gray TC, Nunn JF (eds), General Anaesthesia, p190, Butterworths, London, 1971
3) 植木隆介：乳幼児の気管・気管支異物の麻酔．Anet 9：12-14, 2005
4) 北口勝康，古谷仁：高齢者の気道内異物の対処法．LiSA 4：678-684, 1997
5) 橘一也，木内恵子，竹内宗之：気道異物症例の周術期管理．日臨麻会誌 31：946-951, 2011
6) 太城力良，吉矢生人：気管・気管支異物症の麻酔．耳鼻臨床 78：1436-1441, 1985
7) 桝田幹郎，鈴木隆，鈴木秀一，他：小児気道異物の摘出におけるラリンゲルマスク（Laryngeal Mask）の有用性．気管支学 26：83-87, 2004
8) 根路銘有紀，野坂修一：気管支異物の緊急麻酔．気管支ファイバーとラリンジアルマスクの組み合わせ法で，麻酔深度維持には静脈麻酔も併用．LiSA 11：52-55, 2004
9) 岡田信一郎，石森章太郎，山縣俊介，他：ラリンジアルマスク使用に伴う合併症の検討．日胸臨 62：258-262, 2003
10) Brain AI, Verghese C, Strube PJ：The LMA 'ProSeal' - laryngeal mask with an oesophageal vent. Br J Anaesth 84：650-654, 2000
11) Brimacombe J, Keller C：The ProSeal laryngeal mask airway：A randomized, crossover study with the standard laryngeal mask airway in paralyzed, anesthetized patients. Anesthesiology 93：104-109, 2000
12) Verghese C, Ramaswamy B：LMA-Supreme-a new single-use LMA with gastric access：a report on its clinical efficacy. Br J Anaesth 101：405-410, 2008
13) Gillick JS：The inflation-catheter technique for ventilation during bronchoscopy. Anesthesiology 40：503, 1974
14) Poling HE, Wolfson B, Siker ES, et al：A technique of ventilation during laryngoscopy and bronchoscopy. Br J Anaesth 7：382, 1975
15) 高崎真弓，吉川修身，高橋長雄，他：小児気管・気管支異物の麻酔—NLA変法による上気管支鏡—．耳鼻臨床 68：1315-1320, 1975
16) Hu S, Dong HL, Xiong DF, et al：Anesthesia with sevoflurane and remifentanil under spontaneous respiration assisted with high-frequency jet ventilation for tracheobronchial foreign body removal in 586 children. Paediatr Anaesth 22：1100-1104, 2012
17) Eyrich JE, Riopelle JM, Naraghi M：Elective transtracheal jet ventilation for bronchoscopic removal of tracheal foreign body. South Med J 85：1017-1019, 1992

2 小児喉頭・下咽頭異物摘出の実際

I 適応

　小児の異物誤嚥による異物症のうち喉頭異物症，下咽頭異物症症例は多くはないが，生命予後には気管・気管支異物症と同様に密接に関係する症例もあるので耳鼻咽喉科医，小児科医にとって遭遇する重大な疾患である。

1 喉頭異物摘出の適応
- 異物が喉頭に介在し喘鳴，呼吸困難など，呼吸状態が悪い場合などの緊急性を要する場合

2 下咽頭異物摘出の適応
- 異物が下咽頭に存在し，周囲の組織に影響を及ぼし嚥下障害，呼吸障害が生じている場合

II 前準備

1 問診
　異物誤嚥の既往の有無，口に入れていたものや食事の内容などについて詳細に患児本人から，また患児から情報を得ることができない場合が多いので両親や周囲にいた大人からの詳細な問診が必要である。患児がどのようなもので遊んでいたか，遊んでいた場所になくなった物はないか。口に入れた物の咀嚼後の呼吸状態，機嫌，頸部痛（咽頭痛や喉頭痛）の有無などいつもと異なっている症状があるか，ないかを検討し，異物の誤嚥の可能性，異物の種類，異物が喉頭，下咽頭に存在する可能性を疑って問診する。

2 単純X線検査
　頸部の単純X線（正面，側面）撮影を行い異物の存在の有無，存在部位，異物の種類，異物と周囲組織との関係（例えば軟部組織に陥入しているか否かなど）を推測する。

3 CT検査
　小児は体の動きが激しいので，多くの場合CT撮影には睡眠薬投与の必要がある。CT検査の結果多くの情報が得られるが，呼吸状態を考慮し睡眠薬を投与してまで行わないことが多い。またCT画像が必要であれば麻酔医の呼吸管理のもとにCT検査を行う。

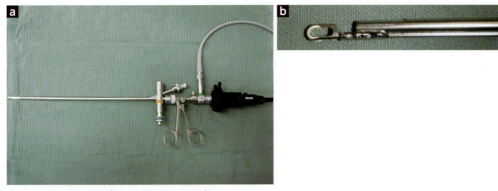

図 1 ■ 耳鼻咽喉科医が用いる鉗子付き硬性鏡
a. 気道異物：硬性鏡，鉗子付きテレスコープ　**b.** 鉗子拡大像

4 インフォームドコンセント

　一般的な手術と同様にインフォームドコンセントを文書で取り交わすことが必要である。
　下咽頭，喉頭の異物症の患児に対する影響，放置するといかなる症状が出現するかなどを家族に十分説明する。手術中に発生する併発症状（呼吸状態の悪化，心停止などに）についても十分に説明する。内視鏡検査，異物摘出術はすべて全身麻酔で行うので麻酔科医からも全身麻酔についての患児に対する影響，特に食道（下咽頭）・気道（喉頭）異物症の全身麻酔の危険性について十分説明していただく。

III　準備する機器

- ファイバースコープ検査機器（内視鏡）一式（異物の存在の有無，異物の介在している位置，異物の種類など知るため）
- 内視鏡に接続でき，画像を記録できるビデオシステム一式
- 換気が可能な硬性直達鏡一式（**図 1-a**）
- 異物摘出のための異物鉗子拡大像（**図 1-b**）

IV　麻　酔

　麻酔は小児麻酔に熟達している麻酔医が全身麻酔で行う。まず北村マスク[1]下で換気を行うか（**図 2-a**），ラリンジアルマスク[2]で換気を行って血管ルートを確保し，マスクによる麻酔を導入し，呼吸状態が落ち着いた状態でファイバースコープにより気道に介在する異物の種類，介在部位，介在状態を検査する（**図 2-b, c**）。

V 手技の実際

1 下咽頭異物

① 北村マスクを使用し全身麻酔管理を行う（**図 2-a**）。
② 北村マスクのゴム膜の部位に針で穴をあけ，その穴からファイバースコープを挿入する（**図 2-b**）。
③ ファイバースコープに接続している CCD カメラで得られた気道・食道（咽頭・喉頭・気管・気管支）画像をモニターし，ビデオシステムに接続して画像を録画し，異物の種類，嵌頓している状況を確認する。麻酔医も気道の中を同時に観察し，適切な呼吸管理の下で，喉頭（声帯，声門），声門下，気管，気管支を観察し，異物の発見と異物の種類，異物の介在している状態を検討することができる（**図 2-c**）。
④ 異物の種類，介在している状態によりファイバースコープの鉗子チャンネルより鉗子を挿入し，鉗子で把持可能な異物の場合はそのまま異物を摘出するが，異物がファイバースコープの鉗子で把持できない場合は鉗子付き硬性鏡（ventilation bronchoscope）に交換し異物を摘出する（**図 1**）。

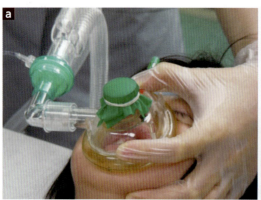
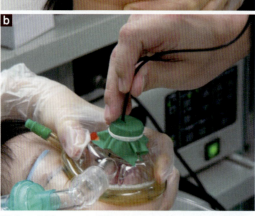
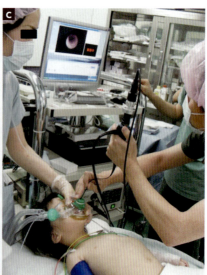

図 2 ■ 北村マスクを使用したファイバースコープ検査
麻酔科医の管理のもとに北村マスクを使用して気道を確保し，換気を十分に行い検査する。
a. 北村マスクを使用してマスクにより呼吸管理を行う。
b. 北村マスクのゴム膜に針で小さな穴をあけファイバースコープを通す。
c. 麻酔科医の呼吸管理のもとに気道を検査する。画像は画面でモニターし録画する。

ここに下咽頭異物の例をいくつか提示する。図3は下咽頭に介在している押しピン異物である。図4は右下咽頭梨状陥凹に介在している医原性異物の歯科用治療器具のファイルであり，図5は中咽頭後壁に付着する治療用のテープである。

インフォームドコンセントは異物誤嚥が明確でない場合も多く，異物の存在，異物の種類を説明し，摘出時のトラブルを十分に説明し家族に理解していただく。特に摘出時の食道損傷，そのための縦隔洞炎などの併発症について説明する。また下咽頭より食道に介在する安全ピンなど，内視鏡下での異物摘出が不可能な場合は，食道外切開[3]により摘出する必要性についても説明が必要である（図6）。

下咽頭異物は致死性の状態に陥ることはまれであるが，乳幼児が大人の知らないうちに押

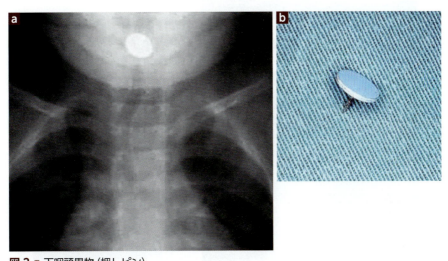

図3 ■ 下咽頭異物（押しピン）
a. 下咽頭に介在する異物　b. 摘出した押しピン

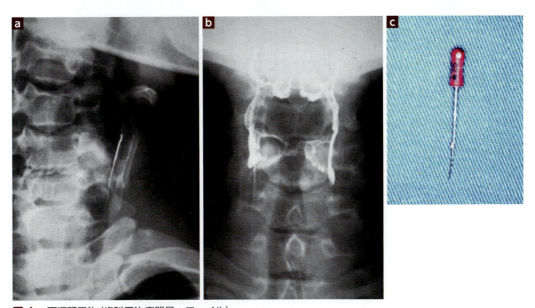

図4 ■ 下咽頭異物（歯科用治療器具：ファイル）
a. 下咽頭梨状陥凹に認められる異物（側面像）　b. 右下咽頭梨状陥凹に認められる異物（正面像）　c. 摘出した異物（歯科用治療器具：ファイル）

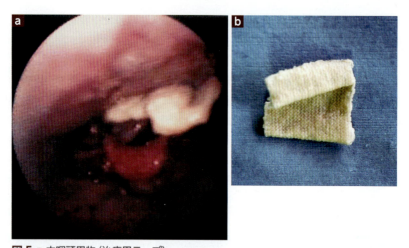

図5 ■ 中咽頭異物（治療用テープ）
a. 中咽頭後壁に張り付いている異物　b. 摘出した異物（治療用テープ）

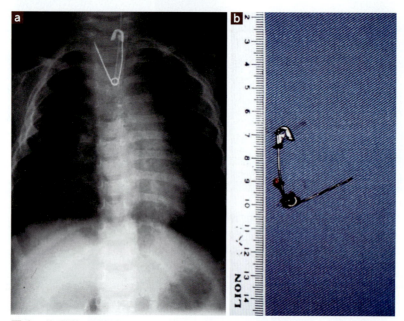

図6 ■ 体重増加不良で発見された症例（1歳4カ月，男児）
a. X線にて頸部に安全ピンを認める．
b. 食道外切開により摘出した安全ピン異物．

しピンを飲み込んでしまい，食事ができにくくなり，不機嫌，流涎，咽頭痛，呼吸困難等の症状で下咽頭ファイバースコープ検査をすると異物が見つかることもある（図7）．長期間の押しピンの介在により，押しピンの針側で声門下に肉芽が形成され呼吸困難に至った重症な下咽頭異物，喉頭肉芽形成症例もある（図7-b）．乳幼児では異物誤嚥の初期では症状に乏しいことも多い．

　下咽頭・食道異物はほとんどが全身麻酔下で硬性鏡を使用しての異物摘出が可能である．常勤の麻酔科医が常駐しない時代は，摘出時の麻酔を局所麻酔で行っていたことも多かったが，最近は摘出時の食道損傷が少ない全身麻酔により摘出術が行われている．

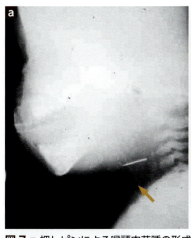
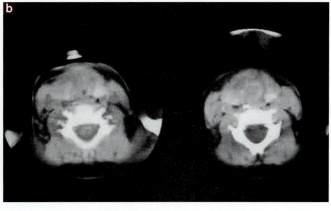

図7 ■ 押しピンによる喉頭肉芽腫の形成を認めた症例（8カ月，男児）
a. 食道入口に前方に向いた押しピンの針先を認める（→）。
b. 声門下は肉芽が充満し気道が確保されていない（CT画像）。

2 喉頭異物

　喉頭異物の種類は金属片，魚骨などであり，気管気管支異物よりは少ない。喉頭異物の症状は喘鳴，呼吸困難，咳き込み，嘔吐，チアノーゼなどである。異物の種類，介在部位によりその症状は異なることがあるが，頑固な咳，発熱，喘鳴を訴える場合には喉頭異物（気道異物）の可能性を疑ってみることが必要である。

> **症例** 1歳9カ月，女児（**図8**）
>
> 　夕食後に急に咳，喘鳴が出現。翌日喘鳴が増強したため近医小児科を受診。胸部正面X線像（頸部の画像も含まれていたが）では下顎骨の陰影に妨げられ，異物の存在は判明しなかった（**図8-a**）。その結果，喘息様気管支炎と診断された。
>
> 　症状が改善しないため1週間後の頸部側面X線撮影の結果，声門下に魚骨と思われる陰影を認めた（**図8-b, c**）。全身麻酔下で硬性気管支鏡を用いて異物を直視下で確認し，魚骨異物を摘出した（**図8-d**）。
>
> 　CCDカメラで画像をモニターし，ビデオシステムに接続することにより繰り返し画像を確認し，麻酔科医も気道の中を同時に観察できるので十分な呼吸管理の下で，喉頭（声帯，声門），声門下，気管，気管支を観察し，異物の存在している部位，異物の種類，異物の介在している状態を確認できる。

おわりに

　耳鼻咽喉科領域における異物症は医原性によるものも若干認められるが，ほとんどが事故である。特に幼小児の食道・気道異物症は致命的な事態に陥らないように異物の的確な診断，治療（摘出）が重要である。異物症の症例数は減少しているものの，異物を誤嚥しないようにさらなる啓発も必要である。

（佐野　光仁）

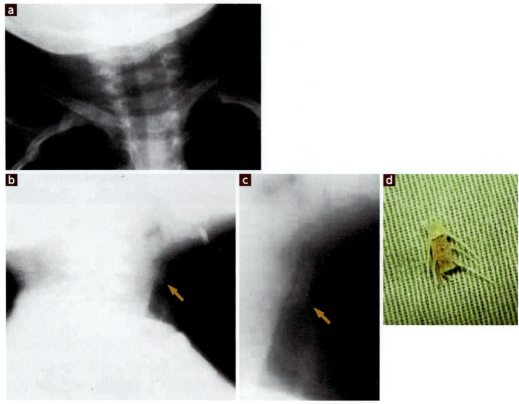

図8 ■ 声門下の魚骨異物症例（1歳9カ月，女児）
頸部正面X線では異物を発見できず，側面撮影で喉頭の異物を認める。
a. 頸部正面X線像では異物の陰影を認めず。
b. 頸部側面像で声門下に異物の陰影を認める（→）。
c. bの拡大像。明らかに異物陰影を認める（→）。
d. 摘出した魚骨異物。

●文献
1) 北村征治，谷口晃啓：検査の麻酔．小児看護 18：891-897, 1995
2) 大越俊夫，川野和弘：ラリンゲアルマスクを使用した小児気管支ファイバースコープ検査症例．日気食会報 50：508-512, 1999
3) 中村一博，吉田知之，鈴木伸弘，他：頸部外切開にて摘出した下咽頭食道異物症例の検討．日気食会報 57：298-306, 2006

3章 手技

3 成人咽頭・喉頭異物摘出の実際

I 適応

異物のエピソードや症状，その疑いがあるものはすべて適応となる。

II 診察，検査

　異物の種類，発生状況，現在の症状，既往を問診するのは基本である。成人の場合，精神疾患や認知症がなければエピソードは明らかである。精神疾患や認知症の場合でも，周囲の人が異物を誤飲ないし誤嚥したことを目撃したり，また，急に食べられなくなったなど通常とは状況が異なり，あるはずの義歯がないなどから異物症を疑うきっかけとなり受診することがある。視診，内視鏡などで診断がつかなかったり，腔外へ異物穿孔などが疑われれば，頸部単純X線検査や頸部CTを行う。状態が落ち着いていれば，一般的な問診，診察，画像検査をすべきであるが，喉頭異物の場合，一刻の猶予もない場合があるので摘出を優先する。

　異物摘出後に来院形態（紹介，救急車利用など），異物介在部位，診断の根拠（エピソード，内視鏡，CTなど），発症から診断までに要した時間，摘出方法（処置用内視鏡，直達鏡など），転帰を記載しておくと良い（**表1**）。

　外来レベルでの摘出が困難であると判断した場合は，全身麻酔のために，採血，心電図，胸部X線写真などを平行して進める。

- 来院形態（紹介，救急車利用など）
- 主訴
- 現病歴（発生状況）
- 異物介在部位
- 診断の根拠（エピソード，内視鏡，CTなど）
- 発症から診断までに要した時間
- 摘出方法（処置用内視鏡，直達鏡など）
- 転帰

表1 ■ カルテに記載すべき項目

III 前準備

異物の部位，種類により対応は変わってくる。

目視できる場所に異物が存在すれば，医師一人でも十分対応可能だが無用のトラブルを避けるために看護師などの第三者は必ず置く。摘出した異物は，本人，付き添い者，看護師などの第三者を含めて確認する。

気道の問題など切迫した緊急対応が必要な場合は，できる限りの人的資源を集める。救命救急医，麻酔科医，看護師などの協力が不可欠である。切迫した状況でなければ，助手がもう一人いれば問題ない。

切迫した状況でなく，有鉤義歯などの異物が鋭利なものの場合で，腔外へ突出や穿孔が予想される場合は，頸部単純X線検査や頸部CTを行う。全身麻酔による摘出となる場合は，状況により頸部外切開を行う場合があることや，術後の気道確保のために気管切開術を行う場合もあることを説明し，同意を得ておく。

IV 準備する機器

- 額帯鏡またはヘッドライト
- 舌圧子（チェルマック氏，フレンケル氏）
- 局所麻酔（キシロカインビスカス®，4％キシロカイン®など）
- 血管収縮薬（ボスミン®など）
- 電子内視鏡（観察用，処置用）
- 鼻用鑷子
- ハイマン氏麦粒鉗子（図1）

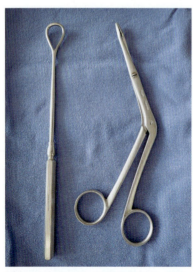

図1 ■ チェルマック氏舌圧子とハイマン氏麦粒鉗子

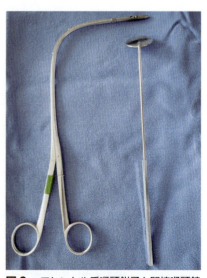

図2 ■ フレンケル氏喉頭鉗子と間接喉頭鏡

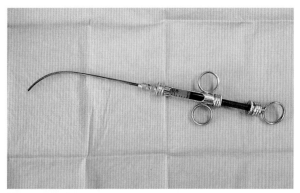

図 3 ■ 喉頭注入器

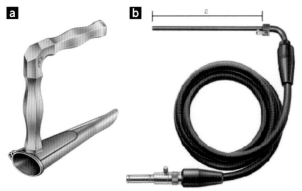

図 4 ■ 斎藤式直達喉頭鏡とライトケーブル
a. 斎藤式直達喉頭鏡　b. ライトケーブル

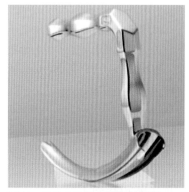

図 5 ■ 佐藤式彎曲型咽喉頭直達鏡
近年，下咽頭早期癌に対する内視鏡下粘膜剥離術や展開に使用されている。両側の梨状陥凹から頸部食道までが一つの空間として見渡せるようになる。異物の存在する下咽頭や頸部食道を全く触ることなく視野を展開できる。

- 喉頭鉗子（フレンケル氏；**図 2**，カールライネル氏），生検鉗子，処置用鉗子
- コメガーゼ
- 喉頭注入器または喉頭噴霧注入器（**図 3**）
- 直達喉頭鏡（斎藤式；**図 4**，佐藤式彎曲型咽喉頭直達鏡；**図 5**，WEERDA 型拡張式ビデオ喉頭鏡など），マッキントッシュ型喉頭鏡
- マギール鉗子など

V　麻　酔

　目視できる口蓋扁桃，舌扁桃にある魚骨異物については，通常無麻酔でも可能である。咽頭反射の強い例では，キシロカインビスカス®による咽頭麻酔やネブライザーによる咽頭喉頭麻酔を行う。喉頭内視鏡検査にて鼻腔から咽頭喉頭を観察する場合は，鼻腔内へのボスミン®，キシロカイン®スプレーでの鼻腔粘膜の収縮と表面麻酔を行う。

処置用喉頭内視鏡で摘出する場合は，鼻粘膜に対してコメガーゼによる表面麻酔を追加すると内視鏡による鼻腔への違和感や疼痛や異物による粘膜障害をより少なくできる．具体的には，キシロカインビスカス®による麻酔は，約5mLを口腔内にいれ，5分間保持するように指示する．ネブライザーによる咽喉頭麻酔は，4%キシロカイン® 2mLをネブライザーで吸入させる．吸入の際はゆっくり大きく深呼吸するように指示する．また，アレルギーの既往を聞くことはもちろんだが，予期せぬ事故を防ぐために麻酔中は観察を怠らないようにする．

　麻酔のタイミングは，異物を発見してからであり，発見前に麻酔をしてしまうと，異物感が消失してしまい患者の訴えによる異物部位の推定ができなくなり，苦労することがある．麻酔は異物発見後に行うことが望ましいが，咽頭反射が強く観察できなければこの限りではない．また，局所麻酔中毒にも留意する．成人一回あたりの極量は300mgである．具体的にはキシロカインビスカス® 2%を5mL使用すれば100mg，4%キシロカイン®を2mL吸入すれば80mg使用したことになり，その時点で180mgとなる．キシロカイン®の使用量を常に意識しておくことは重要な事柄である．反射が強いからといって，際限なく追加投与してはいけない．その場合は，全身麻酔による摘出を検討する．

VI 手技の実際

1 上咽頭異物

　大部分は口に入ったものが咳嗽反射や嘔吐反射，嚥下運動で上咽頭に入り停留する[1]．診断は異物のエピソード，鼻咽腔内視鏡検査，頸部単純X線検査，頸部単純CT検査により診断される．異物が比較的小さい場合，鼻腔粘膜を十分に麻酔したのち鼻咽腔内視鏡下に西端鋭匙鉗子などを使用して摘出するか，処置用喉頭内視鏡下に生検鉗子などを利用して鼻腔経由で摘出する．

　鼻腔の通過が期待できない大きさの場合は，安全のために全身麻酔下に開口器を使用して，鼻咽腔内視鏡や後鼻鏡で異物を確認しながら西端強彎ないし弱彎鉗子などで経口的に摘出する．

2 中咽頭異物

　魚骨異物が多く，多くは口蓋扁桃に，続いて舌扁桃に多い．咽頭後壁は少なく，ザルの金属が刺入していたケースを経験したことがある．発症時期は明らかで，患者自身の感覚で患側がわかることもある．口蓋扁桃の場合は"異物が扁桃腺に刺さっている"と指し示す場合がある．多くの場合，左右についてはほぼ正しいが，突起した異物が刺入部位とは反対側の粘膜を刺激していることもあるので訴えに固執しない．また，異物刺入部位の高さについては当てにならないことが多い．

　口腔内を観察し，扁桃に刺さっていれば，鼻用鑷子やハイマン麦粒鉗子にて摘出する（図6）．通常は無麻酔で可能である．咽頭反射が強い場合には，キシロカインビスカス®で表面麻酔を行ってもよい．摘出の際，闇雲に引っ張るのではなく，刺さっている方向を意識して刺入部から正中方向へ異物を引っ張り出した後に，口腔から摘出するように心がけたい．つまんでただ引っ張るだけだと，鑷子のように把持力が弱い場合，一度で摘出することができず，余計な反射を誘発し摘出に時間がかかり，組織を傷つけ，患者に負担をかけるこ

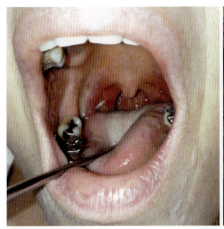 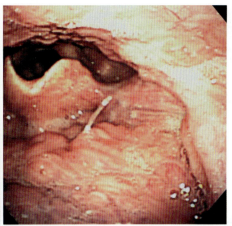

図6 ■ 右扁桃魚骨異物
明視下に異物を確認できれば摘出は容易である。

図7 ■ 舌扁桃に刺さった魚骨異物

とになる。

　扁桃下極の場合は，口腔内から見えず，特に扁桃裏面に刺入している場合，喉頭内視鏡検査にて確認できることもある。その際は，もう一度口腔内から確認する。診察中に，意図しない咽頭反射を誘発し偶然異物を目視できる場合もある。成人の場合は，この反射を利用してすばやく異物を摘出するのも一つの方法である。テクニックの一つではあるが咽頭反射を誘発して摘出する方法なのですべての症例に適応とはならない。口腔内からの摘出が難しい場合は，処置用喉頭内視鏡での摘出となる。通常の観察用内視鏡より太いので，鼻腔の表面麻酔をしっかり行う。鼻腔の違和感が強いことを最初に伝えておく。コメガーゼなどを利用して鼻腔内を麻酔してもよい。摘出は，処置用チャンネルから生検鉗子などを挿入して摘出するので医師一人ではできない。看護師などを補助として摘出するが，操作に慣れていないため，異物摘出のシミュレーションを摘出前に十分に行う。

　鉗子の操作方法をまず伝え，鉗子の開閉を実践してもらう。鉗子をどこまで挿入すれば内視鏡の先端がでるのかを確認しておく。異物の場所や内視鏡との角度によるが通常先端を約10mm以内の距離で出せば摘出は可能である。異物を確認したら，鉗子だけを進めるのではなく，内視鏡，鉗子を一体化させて内視鏡を異物に近づける。この際，助手に鉗子を開いておくように指示しておく。異物を鉗子で把持し，異物，鉗子，ファイバーの三位一体にて鼻腔より摘出する。把持した異物はなるべく内視鏡に近づける。先端が正確に掴めていない場合，突起部位がなるべく隠れるようにするのと引き抜く際の異物に対する周囲組織による抵抗を減じるためである。異物の種類にもよるが，直径1mm前後の魚骨であれば，理想とする先端把持ができなくても，二度目のチャンスはないと考えて，多少先端からずれていてもそのまま摘出する。通常は，鼻腔なども傷つけることなく摘出できることがほとんどである。しっかり把持していなければならないので，助手には異物を摘出する際には改めてしっかり把持するように指示しておかなければならない。異物の直径が3mm程度で硬く，魚骨がたわむことが期待できない場合でもなるべく長軸方向になるように異物を把持し，内視鏡に異物を近づけて摘出すれば，周囲組織を傷つけることなく摘出できる。鼻腔の形態，喉頭内視鏡の太さから，内視鏡と鉗子が理想とする（内視鏡と鉗子を一緒に異物に近づける）操作ができないことがある。その場合，鉗子のみをより深く入れて摘出することになる。鉗子の開閉操作のみを助手にまかせ，術者本人が鉗子の深さを調節する。助手との円滑なコミュ

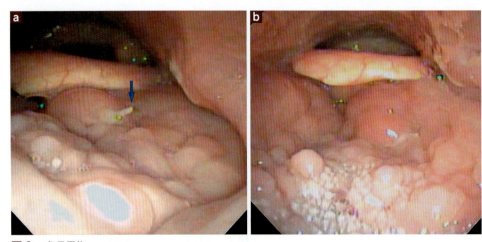

図8 ■ 魚骨異物
異物は観察する方向をかえることで見つかることもある。
a. 右鼻腔より観察　**b.** 左鼻腔より観察

ニケーションが必要になる。

　咽頭反射が強く，患者の協力が得られない場合は，数時間おいて，術者を変えて施行するか，全身麻酔での摘出を考慮する．摘出後には，異物が一つであるとは限らないので，症状の確認と可能であれば咽喉頭の診察をもう一度行う．

　舌扁桃の異物は，口腔内から異物の先端が見えればハイマン麦粒鉗子で摘出は可能であるが，内視鏡での摘出になることが多い（図7）．唾液などとの区別がつきにくい場合もある．少量の水を嚥下してもらい内腔をクリアにする，または反対の鼻腔から内視鏡を入れることにより簡単に見つかることもある（図8）．最近では，発見後の骨輪郭と刺入部病変の観察のためNBI（narrow band imaging）が有用だとする報告もある[2]．摘出は，処置用喉頭内視鏡にて異物を摘出することになる．咽頭反射が強くなければ，無麻酔で摘出可能である．助手と協力して異物を把持し三位一体で摘出する．異物が鼻腔を通過しないような大きさのものであれば，ハイマン麦粒鉗子やフレンケル鉗子（麦粒型），あるいはカールライネル喉頭鉗子（麦粒型）にて間接喉頭鏡ないし喉頭内視鏡で観察下に摘出する．間接喉頭鏡や喉頭鉗子での摘出は，若干の慣れが必要である．喉頭内視鏡が普及し，間接喉頭鏡で診察することが著しく減少しているが，異物の摘出において有用なことがあり，普段の診察から間接喉頭鏡の使い方に習熟するよう心がけたい．喉頭鉗子についても使用頻度が減少しているので，苦手とする若い医師も多いと思うが，紙コップの中に目標物を入れ間接喉頭鏡下に摘出する練習を行い鏡面像と鉗子操作の練習を普段から行っておくと余裕を持って対応できる．

3 下咽頭異物

　喉頭内視鏡検査にて異物を確認する．その多くは魚骨であるが，義歯，厚紙などを誤飲し異物となることがある．喉頭内視鏡検査にて異物を認めなくても，異物のエピソードが明らかであり，披裂部などの浮腫が認められる場合，また，義歯の場合は腔外との関係をみるために，喉頭X線写真2方向，頸部単純CT検査を行う（図9, 10）．魚骨異物の場合は，介在部位を確認して摘出方法を検討する．表面麻酔を行いフード付きの内視鏡でも可能な場合もあるが，下咽頭では，嚥下運動や抑えきれない咽頭反射により摘出に難渋するので，筆者の場合は迷わず全身麻酔，硬性鏡での摘出を選択する．喉頭微細手術（ラリンゴマイクロサー

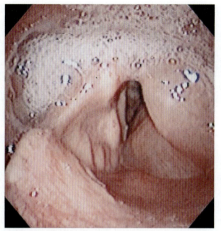

図9 ■ 下咽頭異物（魚骨）
両側梨状陥凹に唾液の貯留が認められる。左披裂部の腫脹があり異物の存在が疑われる。

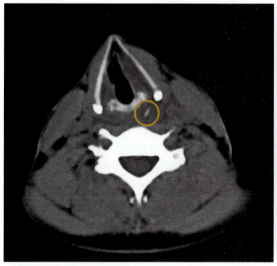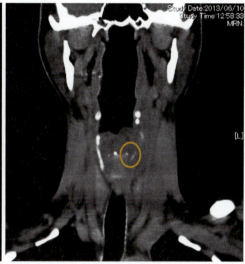

図10 ■ 下咽頭異物単純CT像
内視鏡所見と一致して左披裂部に異物陰影を認める。

ジェリー）に使用する一般的な直達喉頭鏡にて視野を確保し異物を摘出する。最近では，佐藤式彎曲型咽喉頭直達鏡による摘出の有用性も報告されている[3]。

　義歯の場合は，異物の大きさにより経鼻的には摘出できない。異物確認のために喉頭内視鏡検査を行い，同時に経口的にフレンケル氏喉頭鉗子やカールライネル氏喉頭鉗子で摘出も不可能ではないが現実的ではない。喉頭内視鏡は観察のみにとどめ，頸部X線検査，頸部単純CTを行い，異物の存在，義歯の形，有鉤か無鉤義歯であるかの確認，腔外への突出，皮下気腫の有無の確認を行う。問診にて義歯の形がわからない場合は，歯科口腔外科にすぐに相談可能であれば義歯の形などを推定してもらうと良い。無鉤義歯であれば，上部消化管内視鏡にて摘出も可能である。上部消化管内視鏡用の鉗子は豊富に存在し，たいていのものは摘出できる。しかし，異物摘出の際，抵抗が強い場合は無理に摘出することは諦め，直達鏡による摘出に切り替えた方が安全である。問題なく摘出できるときは，抵抗はややあるも

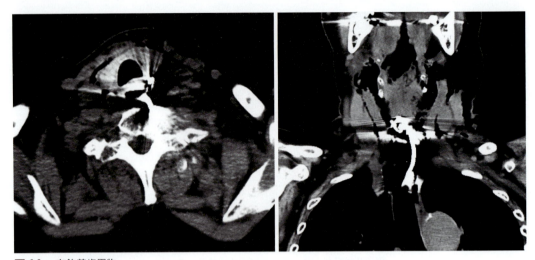

図11 ■ 有鉤義歯異物
下咽頭から頸部食道に異物が認められる。気腫を認め消化管穿孔が疑われる。

- 鋭利な異物が粘膜壁に刺入，埋没して摘出困難である場合
- 異物が大きく鉗子で把持できず軟性鏡，硬性鏡下に摘出困難である場合
- 気腫や膿瘍形成を認め，消化管穿孔が疑われる場合
- 異物が軟性鏡，硬性鏡で確認できない場合

表2 ■ 外切開の適応

のの"ヌルッ"と抜けてくる。魚のつかみ取りで，手から逃げられてしまうときのあの感覚である。有鉤義歯異物の一部は，上部消化管内視鏡にて摘出可能だが，抵抗が必要以上に強くないかを十分に注意しながら行う必要がある。この場合，上部消化管内視鏡操作と鉗子操作ができる医師が最低二人は必要となる。鉤の部分が偶然に明視下におけ，オーバーチューブやフード内に鉤を入れることができれば摘出可能である。鉤が明視下におけない場合は全身麻酔直達鏡（直達喉頭鏡，直達食道鏡）による摘出へと切り替える。硬性直達鏡による下咽頭展開の場合も，鉤の位置が確認できない，引き抜こうとした際に抵抗があれば，外切開を併用した摘出に切り替える必要がある。

外切開の適応については，鋭利な異物が粘膜壁に刺入，埋没して摘出困難である場合，異物が大きく鉗子で把持できず内視鏡，硬性鏡下に摘出困難である場合，気腫や膿瘍形成を認め，消化管穿孔が疑われる場合（**図11**），異物が軟性内視鏡，硬性直達鏡で確認できない場合が考えられる（**表2**）[4,5]。外切開による摘出については他項を参照されたい。

4 喉頭異物

転機ははっきりしていることが多い。異物の種類，大きさ，喉頭内腔との関係により種々の症状がでる。餅などでは，喉頭入口部を塞ぎ，直ちに呼吸困難，チアノーゼから窒息に至る。気道が保たれた場合は，初期には咳嗽反射がでるが，その後，疼痛，嗄声，失声，喘鳴，呼吸困難，嚥下時痛，血痰などがでる。気道が確保された場合，症状は消失し訴えがなくなり陳旧性の異物として後に発見されることもある[6]。

部分的な気道閉塞の場合は患者自身の咳による排出を妨げてはならない。チョークサイン，窒息となった場合，器具がない場合は顔を横に向けて舌根部を手で押さえ嘔吐反射を誘発させたり，ハイムリック法を試みる。マッキントッシュ型喉頭鏡やマギール鉗子がある場

合にはそれらによる摘出を試みる。摘出できなければ，輪状甲状間膜切開，気管切開による気道確保を速やかに行ってから異物を摘出する。

　窒息には至っていないが，状況が切迫している場合，緊急気道確保の必要性があるのでできる限り人的資源を集める。輪状甲状間膜切開や気管切開の準備をする。鎮静のコントロールや窒息に備えて経験豊富な救命救急医や麻酔科医を手配する。安静が保てず気管切開もままならないような状況であれば，ファイバーにて異物の大きさや形状を確認したら，鎮静下にマッキントッシュ型喉頭鏡，マギール鉗子などを用いて摘出する。複数の医師で全身状態の管理，異物摘出を分担することができればより安全である。

　陳旧性の異物の場合，気道が十分に保たれていれば，頸部CTなどを行い，異物の性状，部位などを十分に確認してから摘出術を検討する。気管切開を行い気道確保してから，全身麻酔下に，直達喉頭鏡下に摘出する。

VII 軟性鏡・硬性鏡の使い分け

　中咽頭レベルの異物であれば，直視，開口器，喉頭内視鏡にてほぼ異物摘出は可能である。問題は下咽頭，喉頭異物である。下咽頭異物の場合は，異物の種類，粘膜浮腫の有無，施設の診療機器の状況によるがフード付き喉頭内視鏡，上部消化管内視鏡による観察，摘出を試みて少しでも危険と判断すれば全身麻酔，硬性鏡による摘出を選択する。喉頭異物の場合，切迫した状況であれば，できうる可能な方法を迅速に行う。窒息に備えて気管切開，輪状甲状間膜切開を行う準備を平行して行う。軟性鏡，硬性鏡，マッキントッシュ型喉頭鏡などのあらゆる手段を講じて窒息を防ぐ。陳旧性の喉頭異物の場合は，気管切開をおき，全身麻酔下に十分な準備をした上で硬性鏡での摘出を行う[7]。

　硬性鏡の適応としては，
①反射が強く安静が保てない場合
②下咽頭の視野が十分に必要な場合
③大きい異物，鋭利な部位を確実に明視下におくべき異物の場合
④陳旧性の喉頭異物の場合
が考えられる（**表3**）。術者が少しでも内視鏡摘出に不安を感じたり，患者の負担が大きいと判断された場合は，より安全な方法をとるべきである。

- 局所麻酔では反射が強く安静が保てない症例
- 下咽頭の視野が十分に必要な場合
- 大きい異物，鋭利な異物，柔らかい異物の場合
- 陳旧性の喉頭異物の場合

表3 ■ 直達鏡の適応

Ⅷ 術後処置

1 外来レベルで摘出できた場合

　ほぼ傷つけることなく摘出できれば，術後処置はいらない。しかし，粘膜障害が明らかな場合は，含嗽薬や抗菌薬投与を行い，再診をとり咽喉頭に問題がないことを確認する。

　咽喉頭麻酔後の経口摂取の再開のタイミングについては明らかなエビデンスはない。4％キシロカイン®の場合，投与後約10分で最高血中濃度に達し，半減期は1.5～2時間といわれている。個人差もあるので最低1時間以上は間隔をあけ，咽頭の違和感（詰まった感じなど）が消失してから経口摂取可能であると指導するのが安全である。

　ウナギなど非常に細い魚骨の場合，内視鏡などで丹念に探しても見つからない場合がある。その際は，咽喉頭所見を患者，看護師などの第三者と供覧し，場合によっては頸部CT検査を行っておく。症状の有無にかかわらず，必ず再診させ，症状，咽喉頭所見を確認する。異物と内視鏡との角度がわずかに違うだけで異物が確認できることがある。症状が残存している場合は，複数の医師の目で確認する。

2 入院を要した場合

　翌日に喉頭内視鏡検査を施行し，咽喉頭に問題ないかを確認する。管腔外に異物が突出した所見が術中になく，粘膜の浮腫などがなければ退院可能である。浮腫などが認められる場合は，自覚症状を勘案しながら経口摂取を開始する。開始後，喉頭内視鏡検査にて咽喉頭に問題がない，発熱が認められない，咽頭痛も消失していることが確認できれば退院可能と判断する。経過に問題があれば異物残存についても考慮しなければならない。

　術中に管腔外に突出しているような所見が疑われれば，頸部CT検査を施行し，気腫がないかどうか確認する。また，下咽頭食道造影検査を行い瘻孔の有無を確認するのも一つの方法である。気腫があれば絶飲食として自然閉鎖を待つ。魚骨のような小さな異物であった場合は自然閉鎖が期待できるが，義歯などの場合は，損傷が大きい場合もあるので外切開による閉鎖を考慮しなければならない。

　経口摂取開始後，発熱や頸部腫脹，咽喉頭の浮腫が軽快しない場合は，瘻孔からの感染を考え，頸部造影CT検査を行い，膿瘍の形成がないかを確認する。膿瘍形成が確認できれば，外切開による排膿，瘻孔閉鎖を行う。

〔後藤　一貴〕

●文献

1) 丘村熙：咽頭異物・喉頭異物．JOHNS 7：36-40, 1991
2) 安岡義人：電子内視鏡（通常光，NBI）で診る咽頭魚骨異物．耳鼻臨床　補冊 142：139, 2015
3) 小野田友男，野宮重信，假谷伸，他：佐藤式彎曲型咽喉頭直達鏡が有効であった頸部食道異物．口腔・咽頭科 22：215-218, 2009
4) 佐藤公則：食道異物・咽頭食道異物．MB ENT 44：61-66, 2004
5) 梶浦耕一郎，長峰義哲，亀山眞一郎，他：食道筋層内へ完全迷入した魚骨異物の1例．日臨外会誌 70：1962-1965, 2009
6) 吉弘剛，折田洋造，山本英一，他：長期介在した喉頭異物（縫針）の一例．耳鼻臨床　補冊 31：53-58, 1989
7) 正来隆，廣瀬肇，西山耕一郎，他：喉頭異物の臨床的検討．日気食会報 54：394-400, 2003

3章 手技

4 小児気管・気管支異物— 耳鼻咽喉科での摘出の実際

I 適 応[1-5]

　小児の気管・気管支異物は，原則的に全例摘出術の適応となる．診断・確認から摘出までは一連の流れで行われることが多い．異物によっては緊急の摘出術が必要となるものもあり，診断のみではなく，摘出までを考慮に入れた対応が必要になる．
　呼吸状態が安定しており待機的手術が可能であれば，それまでの間に患者の全身状態の管理を行い，各科の連携等の診療体制を整える．緊急手術が必要な場合には，早急に手術に備えての準備を行う．

II 前準備[1-5,7]

①異物誤嚥・誤飲を疑い，そのエピソードを確認する．ただし，小児においては曖昧な場合も多い．異物の発症時には見過ごされ，しばらくは無症状に経過し（無症状期），その後下気道の症状が出現して医療機関を受診することも多い．小児が食事中に異物を誤嚥するエピソードがあり，薬物抵抗性の気管支炎や肺炎が続くようであれば，下気道異物を疑う．
②異物の種類を確認する．できれば同種のものを持参してもらう．
③異物介在による症状（咳嗽・呼吸困難等）の有無を確認する．
④X線，CT，MRI検査により異物を確認する．気管・気管支異物を疑う場合は覚醒下での内視鏡検査は困難であるが，同時に喉頭・下咽頭異物を疑う場合などは喉頭ファイバースコープによる検査も検討する．
⑤小児では全身麻酔下の検査（摘出）が必要となるため，手術に伴う準備を行う．
⑥保護者に説明を行い，署名文書により同意を得る．その際は，異物を放置することによる危険性，手技そのものの危険性，呼吸状態の悪化による併発症・偶発症出現の可能性等を十分に説明することが重要である．
⑦麻酔科，小児科，呼吸器科，耳鼻咽喉科等の協力体制を整える．

III 準備する機器

- 硬性気管支鏡
- 硬性内視鏡

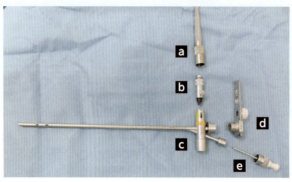

図1 ■ 硬性気管支鏡システム
a. ライトケーブル
b. ライトデフレクター
c. 気管支鏡（サイズ3.5 有効長30cm）
d. スライディングアダプター（テレスコープラバーガイド付き）
e. インジェクションカニューレ

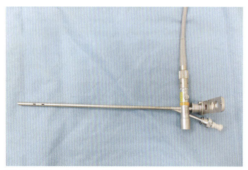

図2 ■ 図1をすべて接続したところ
気管支鏡の下方には麻酔器が接続される。

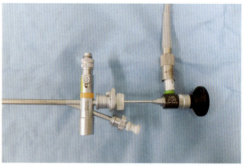

図3 ■ テレスコープ（0° 2.9mm 有効長36cm）
テレスコープラバーガイドから内視鏡を挿入。

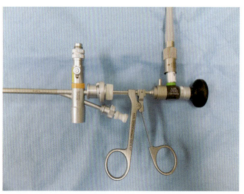

図4 ■ オプティカル鉗子
オプティカル鉗子（内視鏡を組み込める鉗子）をテレスコープラバーガイドから気管支鏡に挿入。

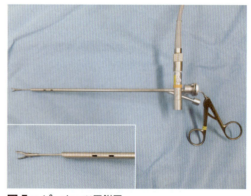

図5 ■ ピーナッツ用鉗子
ピーナッツ鉗子（シース径1.5mm，有効長35cm）を挿入。

- 電子内視鏡システム（CCDカメラ）
- 光源
- コネクター
- 異物摘出鉗子（各種）
- 吸引管等

　ここではStorz社製の硬性気管支鏡システムを紹介する（**図1〜9**）。必要な機器は常に使えるように準備しておき，定期的に内容の確認，使用のシミュレーションを行って医療従事者間で情報を共有することが重要である。

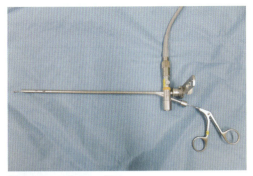

図6 ■ アリゲーター鉗子
アリゲーター（シース径1mm，有効長35cm）をインジェクションカニューレより挿入。

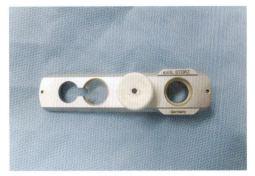

図7 ■ スライディングアダプター（テレスコープラバーガイド付き）

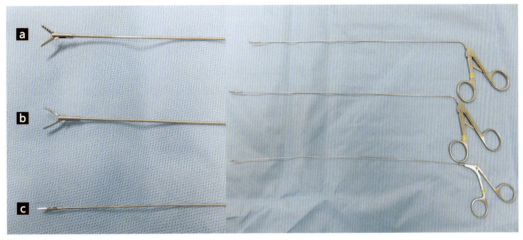

図8 ■ 鉗子
a. アリゲーター鉗子（シース径1.5mm）
b. ピーナッツ鉗子（シース径1.5mm）
c. セミフレキシブルアリゲーター鉗子（シース径1mm）

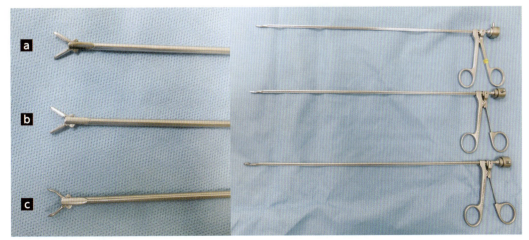

図9 ■ オプティカル鉗子
a. アリゲーター鉗子
b. アリゲーター鉗子（スプリングハンドル付き）
c. ピーナッツ鉗子（スプリングハンドル付き）

IV 麻　酔[1,6)]

　全身麻酔にて行う．マスクによるバッグ換気が基本で，気管支鏡挿入後は，気管支鏡を介した換気を行う（ventilation bronchoscopy）．

V 手技の実際[1,7,8)]

　まず，麻酔器を手術台の左上方向に移動し，患者の頭側に広いスペースを作る．右上方向に，手術器具と内視鏡を設置し，患者の右側から助手が患者の頭，背中を支える．モニターは術者の視線に設置できるのが望ましい（**図10**）．
　小児の気道異物では気道確保のために硬性気管支鏡を用いる．これにより，換気をしつつ異物鉗子を硬性気管支鏡内腔に挿入し，摘出することができる．
①麻酔：全身麻酔導入，バッグ換気にて酸素化を行う．
②体位：仰臥位をとり，枕などを利用し，上半身は動かせる状態にする．このため，助手は背部，頭部を把持して体位を調節する．
③挿入方法：直達喉頭鏡にて喉頭を展開した後に気管支鏡を挿入する方法と，直接，気管支鏡を挿入する方法がある．乳幼児であれば，直接挿入することが多い．
④摘出方法：気管支鏡挿入後，内視鏡にて異物を確認する．異物が確認できれば，鉗子を用いて直視にて除去するか，あるいは内視鏡を組み込める鉗子を用いて内視鏡下に摘出を行う．異物を把持した際，小さいものであれば気管支鏡内に引き込み，引き込めない大きさであれば，気管支鏡，鉗子とともに異物を三位一体として摘出する．

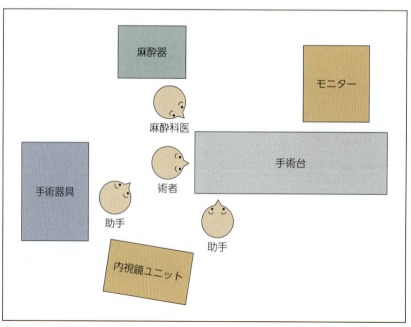

図10 ■ 手術配置図

挿入が難しい場合，摘出に時間がかかる場合は，無理をせず，一度気管支鏡を抜いてマスク換気をして，十分に酸素化してから，再度挿入，摘出を試みる。
⑤摘出後の確認：摘出後は再度詳細に観察し，残存の有無を確認する。残存している場合は摘出手技を繰り返す。喉頭，下咽頭，口腔内の観察も行う。

留意点

呼吸状態に十分注意しながら摘出術を行うため，麻酔科医との連携が必要になる。摘出困難な場合は無理をせず，換気をしっかり行って十分に酸素化してから再度摘出を試みる。異物の取り落としは致命的な結果になることがあるので，慎重かつ確実に摘出する。異物が嵌頓していた気管支以外も十分観察し，分泌液は十分吸引しておく。

VI 軟性鏡・硬性鏡の使い分け[1,4-6]

小児においては気管・気管支径が細いため軟性気管支鏡は観察のみにとどまる。摘出術に先立ち，ラリンジアルマスク下に軟性気管支鏡にて異物の確認をすることもある。最終的には，摘出術も兼ねて全身麻酔下に硬性気管支鏡検査（ventilation bronchoscopy）を行うことが多い。

VII 術後処置[1,3,8]

術後，呼吸状態の悪化や肺炎の増悪も考えられるので，摘出後の管理は重要である。呼吸管理を十分に行い，必要に応じてステロイドや抗菌薬の投与を行う。また，異物の残存が疑われる際は，適宜 X 線，CT 検査等にて確認を行う。

（高野　真吾・田山　二朗）

●文献

1) 工藤典代：小児の気道・食道異物．日気食会報 61：438-444, 2010
2) 樋口収，足立雄一：小児における気道異物．呼吸 30：902-905, 2011
3) 正来隆他：気道異物症例の臨床的検討．日気食会報 64：271-275, 2013
4) 角田梨紗子，舘田勝，長谷川純，他：地方中核病院における気道異物症例の検討．日耳鼻会報 112：705-711, 2009
5) 黒田達夫：気管・気管支異物．小児科臨床 64：194-199, 2011
6) Oncel M, Sunam GS, Ceran S：Tracheobronchial aspiration of foreign bodies and rigid bronchoscopy in children. Pediatr Int 54：532-534, 2012
7) 長谷川誠：硬性気管支鏡による異物摘出の実際．特集：内視鏡の基礎と臨床．JOHNS 14：91-94, 1998
8) 高木誠治，津田邦良，進武幹：気管支異物．耳鼻咽喉科疾患の症例とその解説—咽喉・頸部編．JOHNS 15：1441-1443, 1999

3章 手技

5 小児気管・気管支異物— 小児科での摘出の実際

I 適応

　気管・気管支異物の摘出には，おもに内視鏡を用いる方法と開胸術による方法とがあり，小児科（呼吸器科）で行うのは前者である。
　内視鏡的摘出術は，診断が確定したほとんどすべての症例に対して行う。例外として，気道症状が軽微で異物が容易に喀出できそうな半固形物や微細片と判明している場合には，まず肺理学療法や抗菌療法などの内科的治療を行う。

II 前準備

　摘出術を行う前には必ず軟性気管支鏡を用いて診断を確定する。したがって，全身麻酔下にまず内視鏡検査を行い，診断が確定すれば続けて内視鏡的摘出術を行う場合がほとんどである。全身麻酔下に内視鏡検査を行って診断は確定したが，医療体制として摘出術までは行えないという状況は避けるべきである。ただし，急性呼吸不全のために緊急で気管挿管を行った場合には，先に内視鏡検査で診断を確定させ，すぐにその後の対応を摘出可能な医療機関と相談する。

1 小児例の診断ポイント

　小児例の摘出術を行える医療機関は全国的にみてもかなり限定される。したがって，一般の医療機関ではどのような症例を専門機関へ紹介するかの判断が重要になる。そこで，当科で重要視している小児例の診断ポイントを紹介する。
- 小児例の90％以上で異物を下気道に吸引した（むせ込んだ）エピソードが認識されている。
- 激しい咳込みはまもなく軽減することが多い。
- エピソードを契機に，それまでみられなかった気道症状が持続するようになる。
- 気管異物では喘鳴はおもに吸気性で呼吸困難になりやすい。
- 気管支異物では喘鳴はおもに呼気性で，気道症状は軽度のことが少なくない。
- 気道異物を疑った場合には，胸部X線検査で吸気位と呼気位の撮影を行い，換気不良の部位を探す。気管異物では局所的な異常所見が得られにくいので注意する。

2 内視鏡検査までの注意事項

　気道異物の可能性が高いと判断すれば，ただちに専門の医療機関への転院や全麻下での内視鏡検査を検討することになる。待機中にも注意しなければならない事項がある。

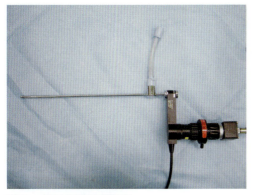

図1 ■ 換気式硬性気管支鏡
上部のチューブは麻酔器へ，右のケーブルはビデオ装置へ，下のケーブルは光源装置へ接続する。

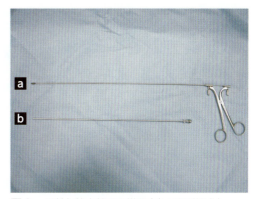

図2 ■ 硬性気管支鏡用の鉗子（a）と吸引管（b）

- 以後の経口摂取を禁止する。全身麻酔を控えているためである。水分補給が必要であれば点滴で行う。
- できるだけ患児の上半身を挙上させて安静を保つ。激しい体動や啼泣によって異物が気道内を移動し，呼吸状態の急激な悪化を招くことがある。
- 肺理学療法は行わない。理由は前項と同じである。

III 準備する機器

- 軟性気管支鏡と鉗子：診断に必須である。異物摘出に使用することもある。小児では気管挿管下で使用するため，気管チューブより細径でチャンネル付きのものが必要になる。
- 換気式硬性気管支鏡（図1）と鉗子類（図2）：異物摘出に必須である。当科では生後9カ月児からの使用経験がある。鉗子の種類は多いほどよい。吸引管も必要である。当科はMACHIDA製のFS-VB250を使用しており，以後の硬性気管支鏡に関する記載はすべてその使用経験によるものである。

IV 手技の実際

1 軟性気管支鏡による診断

　まず気管挿管による全身麻酔を開始する。異物が気管内にある時には，麻酔後に換気状態が悪化したり異物が気管チューブに嵌頓したりすることがあるので注意する。

　麻酔科医の許可が得られ次第，軟性気管支鏡をSwivel connector（図3）を介して気管チューブに挿入し，気管・気管支内を観察する。このとき，気道抵抗がさらに増大して換気しにくくなるため，麻酔科医は用手的に力強く換気する必要がある。

　異物の診断が確定すれば（図4），摘出は基本的に硬性気管支鏡で行う。しかし，異物が軟性気管支鏡用の鉗子でも容易に摘出できそうと判断した場合には，そのまま摘出術を行う。

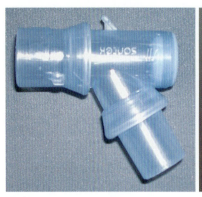
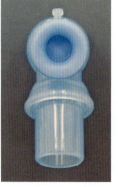

図 3 ■ Swivel connector

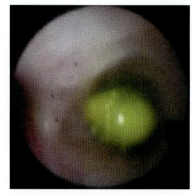

図 4 ■ 気管支異物
右主気管支に枝豆が陥入。この後に硬性気管支鏡で摘出した。

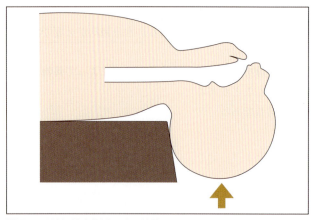

図 5 ■ 硬性気管支鏡挿入時の体位
口から気管までが直線状になる必要がある。介助者は下垂させた患児の頭部をしっかり支える（→）。

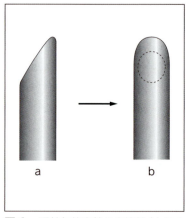

図 6 ■ 硬性気管支鏡の先端部（上から見た図）
a. 先端部の右側が突出する方向で硬性鏡を持ち，患児の口から挿入して声門部を通過させる。
b. 気管内腔を確認後，ただちに硬性鏡を左に90度回転して固定し，専用チューブを接続して換気する。

把持力は硬性気管支鏡用の鉗子より劣る。また，異物が一側の気管支にあった場合には，必ず他側の気管支内腔の状態も確認しておく。

2 硬性気管支鏡による摘出
a 摘出術の準備

　診断確定後には気管チューブを抜去して換気式硬性気管支鏡を挿入する。この手技が特殊であり，十分な経験と人員を必要とする。

　患児の体位は，図5のように口から気管までが直線状になるよう工夫する。このとき，介助者は患児の頭部をしっかり支え，頭部が急激に下垂したり屈曲したりしないよう注意する。

　次に，麻酔科医は左手に喉頭鏡，右手に硬性気管支鏡を持ち，挿管の体勢に入る。このとき，気管支鏡の先端部は図6のように，上から見て右側が突出する方向とする。そして，喉頭展開しながら気管支鏡を声門下部まで挿入する。うまく気管内腔が確認できれば，その位

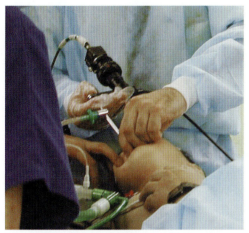

図7 ■ 換気式硬性気管支鏡を用いた異物摘出術
正面奥の術者は右手親指で鉗子口を塞ぎ，左手で患児の口元を保護している．左は麻酔科医．

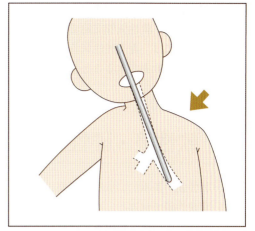

図8 ■ 左気管支異物摘出時の体位
介助者は患児の口から左気管支までが直線状になりやすいよう適度な圧力を加える（→）．

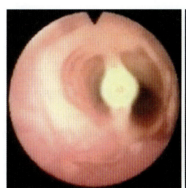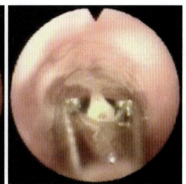

図9 ■ 気管異物（魚骨）
硬性気管支鏡で摘出した．

置で気管支鏡を左に90度回転して固定し，専用のチューブを接続して換気を行う．

b 摘出術

①麻酔科医によって硬性気管支鏡が気管内に挿入された後，術者は一方の手で気管支鏡の患児の口元付近，他方の手で鉗子口付近を持ち，指で鉗子口を塞いで患児が十分に換気されていることを確認する（**図7**）．前者の手は患児の開口を保ち，患児の歯や口唇を気管支鏡による圧排から保護するためである．

②次に，内視鏡先端部付近の気道内の状況をモニター画面で確認しながら，気管支鏡を目的の位置まで少しずつ移動させる．この操作にも十分な経験が必要であり，とくに左気管支に気管支鏡を進める際には，体位の工夫が役立つ（**図8**）．また，内視鏡の画像が不鮮明になった場合には，吸引管を用いて気道内を吸引するとよい．

③気管支鏡が目的の位置に到達後，術者は鉗子口から指を離して中に異物鉗子を挿入する．そして，モニター画面で異物の形状と鉗子の角度を調整しながら異物をしっかり把持する（**図9**）．このとき異物が砕けることがある．

④異物を把持した後は気管支鏡ごと抜去し，ただちに再挿管する．抜去の際には異物が声帯に引っかからないよう注意する．異物が咽頭腔内に落下することもある．

3 軟性気管支鏡による観察

再挿管後，軟性気管支鏡で気道内を観察し異物が残っていないか確認する。異物が残っている場合には，再度硬性気管支鏡を用いて摘出する。異物が小さい場合には，吸引管による吸引だけで除去できることもある。

V 軟性鏡・硬性鏡の使い分け

- 軟性鏡：基本的に診断や観察に用いる。異物が小さくて把持しやすい場合，あるいは異物が硬性鏡で到達しにくい遠位の気管支にある場合には，摘出にも用いる。体格が小さいほど操作中の換気が困難になりやすい。
- 硬性鏡：基本的に摘出に用いる。多くの小児例で安全，確実に異物を摘出できる。操作には術者と麻酔科医に十分な経験が必要とされる。

VI 術後処置

- 術直後に喉頭の浮腫が強くみられる場合には，すぐに抜管せず挿管のままで1日以上経過をみてから抜管を試みる。
- 異物摘出後は抗菌薬とステロイド薬を投与する。術直前から開始することが多い。肺理学療法も異物摘出後から積極的に行う。とくに微細片が残存する場合には有用である。
- 異物周囲の肉芽や出血・浮腫などの理由で異物を摘出できなかった場合には，抗菌薬とステロイド薬を投与し，3日以上あけてから再度摘出を試みる。その間はできるだけ上半身を挙上させて安静を保ち，肺理学療法は行わずに経過観察する。
- 内視鏡的摘出が困難と判断した場合には外科的治療を検討する。

（川﨑　一輝）

●文献

川﨑一輝：気道異物．小児疾患の診断治療基準．小児内科 38：464-465, 2006

3章 手技

6 成人気管・気管支異物—呼吸器内科での摘出の実際

I 適応

気管，気管支内に異物が存在し摘出を要するもの。
- 軟性気管支鏡下摘出：比較的小さな異物で軟性気管支鏡下に安全に摘出可能と思われるもの
- 硬性気管支鏡下摘出：比較的大きな異物で摘出の難しさが予想されるものの，硬性気管支鏡下で安全に摘出可能と思われるもの

II 前準備

1 問診

病歴の詳細な聴取が重要である。病歴には異物誤飲の有無とその時期，異物の種類，症状の経過などが含まれる。それらから異物摘出の方法，難易度などを想定することが可能である。実際の臨床の現場では認知症，麻痺などを伴う成人患者が多く，本人からの病歴聴取は困難なことが多い。その場合は親，家族からの聴取も重要となる。

2 身体診察

誤嚥直後には，咳嗽，喘鳴，呼吸困難，チアノーゼなど，急性呼吸困難症状をみることもあるが，症状を欠く場合もある。その症状の違いは異物の大きさと形状，種類，存在部位により生じる。患側では，狭窄の程度に応じて呼吸音の減弱や狭窄音を聴取する。

多くの場合，気道刺激症状はいったん軽減するが，再び異物自体がもたらす物理的，化学的刺激の結果，粘膜の浮腫・炎症，肉芽が生じる。症状としても，咳嗽，喀痰，血痰，喘息様症状，呼吸困難などを呈する。

3 単純X線検査

胸部単純X線検査（正面像，側面像）を行い，異物の部位と形状を確認・把握する。吸気時と呼気時の撮影が重要であり，Holzknecht 徴候（深吸気時に縦隔陰影が患側に移動）は有名である。胸部X線では異物自体は描出されないことも多く，無気肺やチェックバルブ機構による限局性透過性亢進などの間接所見にも注意することが大切である。

4 CT検査

単純胸部CTを施行する。単純CTにより異物と異物周囲の状況を把握することができ，摘出方法を想定することが容易となる。

5 気管支鏡検査

可能であれば事前に軟性気管支鏡にて観察を行う。異物の形状，異物周囲の粘膜の浮腫や肉芽の状態，易出血性などを把握する。

6 インフォームドコンセント

術前に本人や家族に対して以下のような点についての説明を行い，同意を得る。口頭の説明とともに署名した文書を取り交わすことが重要である。

- 麻酔の方法，併発症・偶発症について
- 異物の摘出方法
- その他の摘出方法について
- 異物をそのまま放置した場合に予測される危険性
- 併発症・偶発症の可能性と万一そのような併発症・偶発症が発生した場合の対処方法

III 準備する機器

- 処置用軟性気管支鏡
- 硬性気管支鏡
- 光源装置
- 挿管チューブ
- アルゴンプラズマ凝固装置（APC）
- 高周波凝固装置
- 高周波スネア
- 異物回収用鉗子（種類は異物によって選択）
- 硬性気管支鏡用鉗子
- 吸引器材

IV 麻酔

- 軟性気管支鏡：局所麻酔（リドカイン），静脈麻酔（ミダゾラム）
- 硬性気管支鏡：全身麻酔

V 手技の実際

1 軟性気管支鏡での摘出例（図1）

①まずは挿管チューブを軟性気管支鏡を用いて挿入し固定する。
②軟性気管支鏡にて異物，周囲の状態をよく観察する（図2）。
③異物の形態や嵌在状況により種々の鉗子を選択し（表1），摘出を試みる。本症例では鰐口

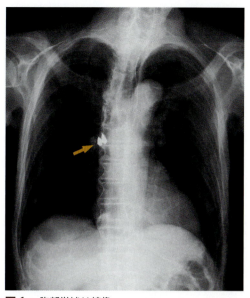

図1 ■ 胸部単純X線像
右中間気管支幹周辺に2連義歯と思われる陰影を認める（→）。

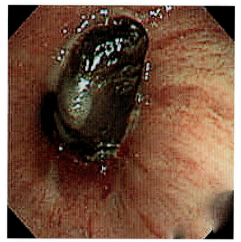

図2 ■ 中間気管支幹にはまり込んでいる義歯

摘出器具		特徴	適応症例
	鰐口把持鉗子	・適応範囲は広い ・滑脱しやすい異物，脆い植物性異物には不適	歯科関連異物，プラスチック等
	ゴム付き把持鉗子	・滑脱しやすい針状または菲薄な異物に有用	針，金属片等
	三脚鉗子	・小さな塊状異物で有用 ・大きな異物や，扁平な異物は不適	ガラス片，プラスチック等
	バスケット鉗子	・塊状異物，脆い食物性異物などに有用 ・異物の周りにある程度のスペースが必要	ピーナッツ，義歯等
	フォガティーカテーテル（写真）またはキュレット鉗子	・異物を末梢から口側に誘導するときに有用 ・他の鉗子類と併用して用いる	周囲にスペースのない異物等
	food	・foodに収容可能な小さな異物のみ適応 ・鋭利な異物では気管支壁を保護できる ・試作段階であり，さらなる改良が必要	小さいものや，鋭利な異物等
	磁石	・小さな磁性異物にのみ有用	ボタン電池等

表1 ■ 異物の種類と摘出器具の選択

（Bunno M, et al：Removal of a Foreign Body（Artificial Tooth）from the Bronchial Tree：A New Method. Inter Med 47：1695-1698, 2008 および古瀬清行，他：気管支鏡—臨床医のためのテクニックと画像診断. pp114-116, 医学書院, 1998 より抜粋）

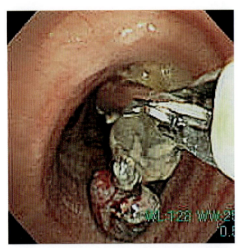

図3 ■ 鰐口把持鉗子で把持，摘出される2連義歯

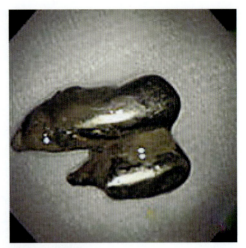

図4 ■ 2連義歯

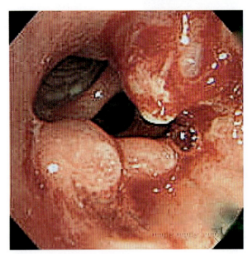

図5 ■ 摘出後の中間気管支幹
周囲には肉芽が認められる。

把持鉗子を選択した（**図3, 4**）。
④摘出後，周囲の肉芽の状況や出血の有無を確認する（**図5**）。

2 硬性気管支鏡補助下軟性気管支鏡での摘出例（図6〜12）

①気管，気管支異物は観察も含め，まずは軟性気管支鏡を施行する。
②異物の形態や嵌在状況により種々の鉗子を選択し，可能であると判断できれば摘出を試みる。本症例では肉芽により完全に覆われていたため，軟性気管支鏡のみでの摘出は困難と判断した（**図8**）。
③手術室にて全身麻酔下に硬性気管支鏡を挿入した。超音波プローブを肉芽形成している異物周囲に挿入し，気管支動脈の増生がないことを確認した。
④硬性鉗子での摘出を試みるが困難であったため，高周波スネアにて肉芽を切除し，異物であるPTPが見えてきたところで，鰐口把持鉗子にて摘出した（**図9〜12**）。

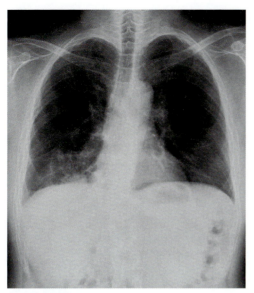

図6 ■ 胸部単純X線像
右下肺野に浸潤影を認める。

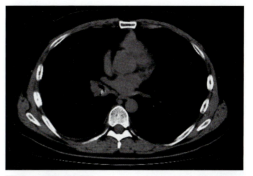

図7 ■ 胸部CT像
胸部CTでは，中間気管支幹に線状の高吸収域を確認した。

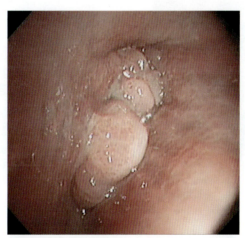

図8 ■ 軟性気管支鏡検査
中間気管支幹は肉芽により完全に覆われ閉塞している。異物を確認することはできない。

3 硬性気管支鏡での摘出例（図13〜16）

①気管，気管支異物は観察も含め，まずは軟性気管支鏡を施行する（**図13**）。本症例では，異物の大きさから硬性気管支鏡，硬性鉗子での摘出の方針とした。

②手術室で全身麻酔下にて硬性気管支鏡を挿入した。

③本症例では硬性鉗子にて7連義歯を把持し，X線透視でも確認しながら気道粘膜に傷がつかないよう慎重に摘出した（**図14〜16**）。最終的には硬性気管支鏡内に7連義歯を入れ，異物と硬性鏡と硬性鉗子を三位一体として硬性気管支鏡ごと摘出した。

一般的に硬性気管支鏡にて摘出が難しいのであれば，無理をせず開胸手術も検討すべきである。

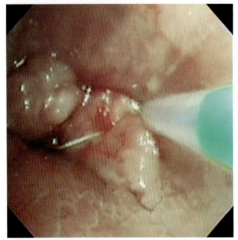

図 9 ■ 高周波スネアによる肉芽の切除

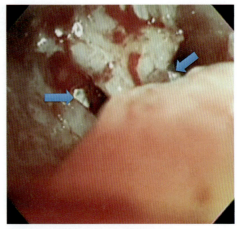

図 10 ■ 肉芽除去後の中間気管支幹
肉芽の隙間に PTP が確認できる。

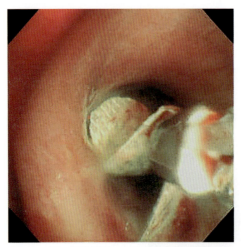

図 11 ■ 鰐口把持鉗子にて PTP を把持し摘出

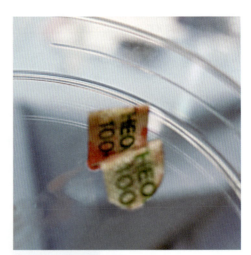

図 12 ■ 摘出された PTP

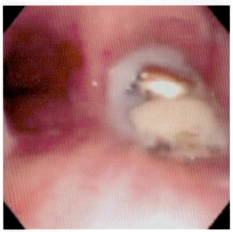

図 13 ■ 気管分岐部
右主気管支に義歯がはまり込んでおり，周囲には膿瘍も認める。

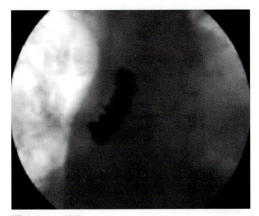

図14 ■ X線像
7連義歯が確認できる。

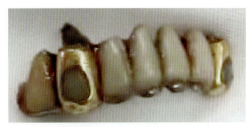

図15 ■ 7連義歯

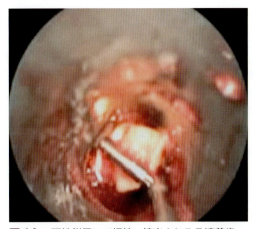

図16 ■ 硬性鉗子にて把持，摘出される7連義歯

VI 軟性気管支鏡・硬性気管支鏡の使い分け

　軟性気管支鏡と硬性気管支鏡の利点と欠点（**表2**）を理解し，症例によって適切な方法を選択する。

	硬性気管支鏡	軟性気管支鏡
利点	・把持力の強い硬性鉗子を使用できる。 ・全身麻酔である患者の体動はなく手技がしやすい。 ・鋭利な異物でも気管壁を損傷せずに摘出できる。	・末梢にも到達可能である。 ・局所麻酔であり全身麻酔のリスクがない。 ・簡便に施行できる。
欠点	・全身麻酔のリスクがある。 ・末梢気管支に到達しにくい。 ・喉頭浮腫や粘膜損傷など，硬性気管支鏡に伴う併発症のリスクがある。 ・硬性鏡のテクニック習得に鍛錬が必要。	・把持鉗子が制限され，把持力が弱い。 ・局所麻酔であり患者の体動の可能性がある。 ・大きなもの，鋭利なもの，長期介在異物などは摘出困難となりうる。

表2 ■ 硬性気管支鏡・軟性気管支鏡の異物除去における利点と欠点

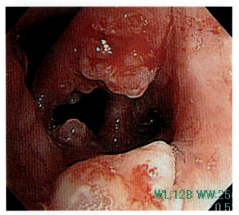

図17 ■ 異物摘出直後の中間気管支幹（手技の実際❷の症例）
肉芽が残存している。

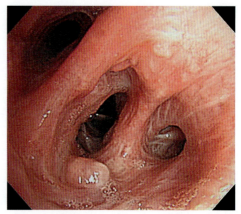

図18 ■ 異物摘出6カ月後の中間気管支幹（手技の実際❷の症例）
肉芽はほぼ消失した。

　嵌在期間が長いと，肉芽増生や嵌頓程度が高度となり，軟性気管支鏡での摘出は困難となる場合も多い[3-5]。無理に軟性気管支鏡にて摘出を試みると，末梢にさらに押し込み硬性気管支鏡での摘出も困難にしてしまう危険性がある。軟性気管支鏡で困難であれば，硬性気管支鏡，それでも無理なら開胸手術へと適切な方法に変更していく冷静な判断が必要である。
　軟性気管支鏡のみしか行えない施設では，そういった状況に陥りやすい要素があるため，異物の摘出は可能であれば硬性気管支鏡，手術も可能な施設で行われることが望ましい。

Ⅶ 術後処置

①出血の有無，硬性気管支鏡による偶発症の有無を確認し，経過観察する。
②数日後に軟性気管支鏡にて内腔観察を行う（**図17**）。
③必要があれば，数カ月後に軟性気管支鏡にて内腔を確認する（**図18**）。

（木田　博隆・宮澤　輝臣）

● 文献
1) Bunno M, Kawaguchi M, Yamahara K, et al：Removal of a Foreign Body（Artificial Tooth）from the Bronchial Tree：A New Method. Inter Med 47：1695-1698, 2008
2) 古瀬清行，土屋了介：気管支鏡―臨床医のためのテクニックと画像診断. pp114-116, 医学書院, 1998
3) 月岡卓馬, 山本良二, 高濱誠, 他：硬性気管支鏡下に摘出した長期介在気道異物の1例. 気管支学 36：605-610, 2014
4) Wu TH, Cheng YL, Tzao C, et al：Longstanding Tracheobronchial Foreign Body in an Adult. Respiratory Care 57：808-810, 2012
5) Trisolini R, Dore R, Bertolini R, et al：Longstanding endobronchial Foreign Body. Diagn Ther Endsc 5：257-261, 1999

3章 手技

7 成人気管・気管支異物―呼吸器外科での摘出の実際

I 適応

　気管・気管支異物は，通常，局所麻酔下で軟性気管支鏡下に摘出されるが，軟性気管支鏡下で用いられる鉗子の把持力が弱いために，肉芽で固定された嵌頓異物や金属などの硬い異物の摘出操作は困難になる。このような異物に対しては，静脈麻酔下の硬性気管支鏡下での摘出が有用である。近年，中枢気道狭窄に対する気道拡張術やステント留置術などの普及に伴い，硬性気管支鏡の有用性が再び見直されている。呼吸器外科では軟性気管支鏡で摘出困難な異物の場合には通常，開胸手術にて摘出されるが，硬性気管支鏡手技を用いれば外科的開胸手術を回避できる症例もあり，呼吸器外科医であっても異物摘出においては，侵襲的な外科手術を避ける努力が必要である。

　硬性気管支鏡と軟性気管支鏡との特徴の比較を**表1**に示す。硬性気管支鏡の長所は，十分な呼吸管理が可能で全年齢に施行可能であること，鉗子の種類が多く把持力も強いため摘出操作が容易なことである。軟性気管支鏡下では鉗子の把持力が弱く，硬い異物の摘出操作は困難なこと，幼小児では気道が狭いため軟性気管支鏡では気道確保しながら異物を摘出することは困難であるという短所がある。

硬性気管支鏡による異物摘出の適応

- 嵌頓異物
　異物が気管支に嵌頓し，強く気管支内に固定した場合には軟性気管支鏡用鉗子では摘出困難になる。
- 長期介在異物
　異物が長期にわたり気管支内に介在した場合には，異物反応により周囲に肉芽を形成する

	軟性鏡	硬性鏡
麻酔法	局麻	全麻
適応年齢	成人	全年齢
観察範囲	亜々区域支まで	区域気管支まで
内視鏡操作	容易	熟練が必要
鉗子の種類	少ない	多い
鉗子の把持力	弱い	強い
摘出操作	困難	容易（上葉は困難）

表1 ■ 異物に対する気管支内視鏡の比較

ため気管支内に強く固定され，さらに軟性気管支鏡下での摘出が困難になる。
- 硬い尖鋭異物
  釘などの先端が尖っている異物は，軟性気管支鏡用のラバー付き鉗子などでも把持が困難であるため，把持力のある硬性気管支鏡用の把持鉗子を用いて摘出する。
- 逸脱気道ステント
  気道ステント留置時における誤留置やステント留置後の治療による内腔拡大を原因とするステントの狭窄部末梢への逸脱の場合には，軟性気管支鏡では摘出困難であり硬性気管支鏡が必要になる。

II 前準備

1 問 診

誤嚥した異物の種類（金属か非金属か）と大きさ，形状，誤嚥時の状況，時期，自覚症状の有無，最終食事時間，既往歴，抗凝固薬などの内服薬の有無，キシロカイン®アレルギーなどの有無を詳細に問診する。

2 単純X線検査

胸部単純X線検査（正面像，側面像）を施行し，異物の気管支内局在部位を確認し，形状，大きさ，種類（X線透過性か非透過性か）を把握する。金属などのX線非透過性異物では，異物の存在部位が単純X線撮影にて描出されるが，X線透過性異物の場合には，X線写真上描出されない。しかし，異物の存在によるチェックバルブ機構により，患側末梢肺の透過性亢進，気腫性変化，血管陰影減弱が認められるので注意してX線写真を読影する。また，呼気相と吸気相の撮影を行い，縦隔陰影が吸気時に患側に，呼気時に健側に移動するHolz-knecht徴候が認められると異物の存在が強く疑われる。長期介在異物の場合には，肺炎像や無気肺像が認められることがある。

3 CT検査

非金属異物の場合には胸部単純X線写真では確認できないため，胸部CTが特に有効である。MDCTにより，冠状断や矢状断画像，3D構築画像を作成すると，異物の局在，形状などの情報が多く得られ，摘出方法の戦略決定に有用である。

4 インフォームドコンセント

気管支鏡下異物摘出中の重要な併発症としては，低酸素血症，それに基づく不整脈等の循環器併発症の発生，また，異物摘出による出血や気管損傷の危険性があり，摘出術施行前にはこれらの併発症を未然に防ぐために，術前評価を十分に行い，本人と家族に以下の内容を口頭および文書や図表で説明するとともに，署名した文書を取り交わすことが重要である。
- 異物をそのまま放置した場合に予測される危険性
- 軟性気管支鏡で摘出できない場合には，硬性気管支鏡での摘出が必要なことと，その方法
- 硬性気管支鏡で摘出できない場合には，開胸手術での摘出が必要なことと，その方法
- 麻酔方法
- 偶発症の発生の可能性と，その場合の対処方法

III 準備する機器

　X線透過性気管支異物の疑いがある場合には，まず軟性気管支鏡検査による気管支内の観察が必要である．気管支異物が確認されたときには，引き続き摘出できるように準備をしておくことが重要である．軟性気管支鏡で摘出困難な場合には，硬性気管支鏡での摘出を考慮する．

1 軟性気管支鏡下摘出で用いる機器
- 軟性気管支鏡システム
- 処置具：V字型把持鉗子，ゴム付き把持鉗子，バスケット鉗子，バルーンカテーテルなど（図1）

2 硬性気管支鏡下摘出で用いる機器
- 硬性気管支鏡システム（図2）
　①硬性鏡管（気管用，気管支用），②テレスコープ（0°，30°），③把持鉗子，④サクション

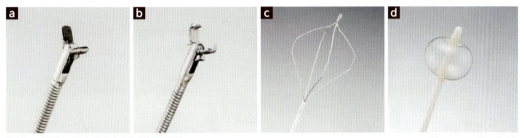

図1 ■ 軟性気管支鏡用各種異物鉗子類
a. V字型把持鉗子　**b.** ゴム付き把持鉗子　**c.** バスケット鉗子　**d.** バルーンカテーテル

（オリンパス㈱　提供）

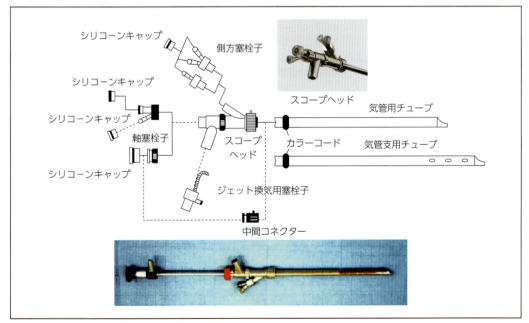

図2 ■ 硬性気管支鏡のセッティング

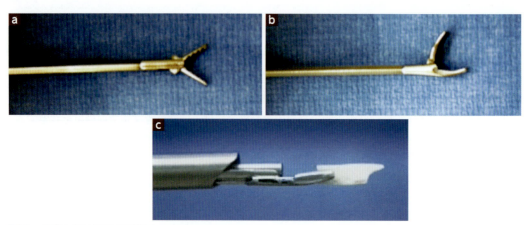

図3 ■ 硬性気管支鏡用各種鉗子
a. アリゲーター鉗子　b. ステント把持鉗子　c. オプティカル鉗子

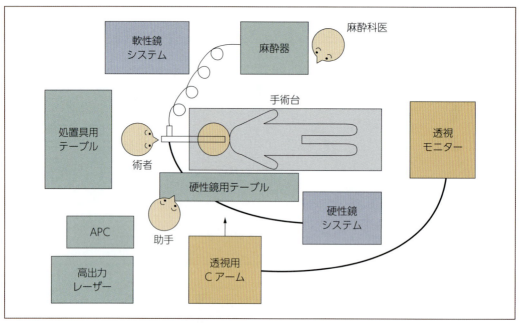

図4 ■ 手術室における硬性気管支鏡と各種機器の配置

　　チューブ，⑤コットンホルダー，⑥シリコーンキャップ（無穴，有穴：テレスコープ用，軟性気管支鏡用），⑦CCDカメラ，光ケーブル，光源，モニター（内視鏡手術のセット）
- 軟性気管支鏡システム
- CアームX線透視装置
- 高出力レーザー装置（ダイオードレーザー，Nd-YAGレーザーなど），アルゴンプラズマ凝固装置（APC），マイクロウェーブ凝固装置などの組織焼灼凝固装置
- 硬性気管支鏡下摘出で用いる各種鉗子（**図3**）
　アリゲーター把持鉗子，ステント把持鉗子，オプティカル把持鉗子

　硬性気管支鏡下摘出における手術室での機器の配置と患者，術者，助手，麻酔科医の位置関係を**図4**に示す。

IV 麻　酔

1 軟性気管支鏡下摘出時の麻酔法[1]

通常，局所麻酔下で施行される。局所麻酔薬としてリドカインが用いられる。溶液濃度は1～8％まであるが，2％または4％を用いることが多い。高濃度のほうが麻酔効果は高いが，過量投与になりやすい。

- ジャクソンスプレーにより咽頭・喉頭の麻酔が施行される場合が多いが，ネブライザーを併用する場合もある。声帯直上と声門下腔は咳嗽反射が強いのでよく麻酔する。
- 気管支鏡を通しての麻酔は，声門，声門下腔，気管，気管支と順次少量ずつ麻酔薬を散布する。咳の出やすいポイントがあるが，特に左右の上葉支への麻酔は咳嗽を抑える。急な注入は咳を誘発するので，麻酔薬はゆっくり注入する。過量投与にならないように，散布後の余剰薬液は吸引除去する。
- 咽頭反射が強い場合には，静脈麻酔が併用されることがある。使用薬剤はミダゾラムを使用することが最も多く，塩酸ペンタゾシン，ジアゼパム，プロポフォールなども使用される。ミダゾラムは少量の1回投与法では十分な鎮静を得られないことが多く，標準必要量の最少量より臨床効果により徐々に増量するが，静脈麻酔薬の治療域は小さく，また患者間の効果の差も大きいので，最適量を維持するのに注意を要する。高齢者，肝硬変の患者ではミダゾラムの代謝が低下しており，副作用が出やすいので注意する。

2 硬性気管支鏡下摘出時の麻酔法[2]

硬性気管支鏡手術の麻酔は緊急手術であることも多く，また自発呼吸下に管理する必要があり，麻酔科医にとってはストレスのかかる麻酔法である。術者と麻酔科医の熟練度が大きく影響する手術であるが，その中で硬性気管支鏡下手術を円滑にかつ安全に行うためには，術前・術中の術者と麻酔科医とのコミュニケーションも重要な要素の一つである。

3 実際の麻酔法の手順

①手術室入室後，局所麻酔下に動脈圧ラインを確保し，$ETCO_2$，SpO_2のモニタリングを行う。
②酸素投与下にクエン酸フェンタニル0.1～2.0mgを静脈内投与した後，プロポフォールを入眠するまでボーラス投与（1.5～3.0mg/kg）する。
③引き続きプロポフォールの持続投与を開始し（2.0～4.0mg/kg/時），4％リドカインで舌根部から喉頭周囲まで入念に浸潤麻酔を行いながら麻酔深度を確認し調節する。
④硬性鏡挿入時，バイタルサインに変化なくバッキングが起こらなければ十分な麻酔深度と考える。
⑤硬性鏡挿入後，麻酔器と硬性鏡スコープヘッドの側管とを蛇管で接続する。
⑥操作中，バッキングが起こった時にはまずプロポフォールのボーラス投与と持続投与量の増量で対処し，コントロール不可能な時にはクエン酸フェンタニルの追加投与を行う。
⑦呼吸抑制が認められSpO_2の低下や$ETCO_2$の上昇が認められた場合は，治療操作を中止し用手的補助換気を行う。
⑧異物摘出後，硬性鏡管を抜去した後に覚醒が悪く自発呼吸が弱い場合には，ラリンジアルマスクを挿入し，覚醒するまで気道確保を行う。

近年，中枢性α_2受容体作動薬であるデクスメデトミジンが集中治療における人工呼吸中

及び離脱後の鎮静薬として使用されている。デクスメデトミジンをベースとして投与しておければ硬性気管支鏡操作中により安定した鎮静状態を得ることが可能である。

V 手技の実際

気管支異物摘出を施行する前に，軟性気管支鏡所見，単純胸部 X 線写真，胸部 CT 写真，MDCT による気管気管支の3次元立体構築像などを参考にして，異物の部位，形状を評価する。認知症や意識障害のために軟性気管支鏡検査が施行できない場合には，MDCT による仮想気管支鏡が有用である

1 硬性気管支鏡下異物摘出術の実際の手順
①静脈麻酔下に自発呼吸を残したままで硬性気管支鏡を挿入する。
②硬性鏡管の中に軟性気管支鏡を挿入し，気管気管支内腔に貯留した痰を吸引して異物の部位，性状，形状をよく観察する。
③嵌頓異物で末梢の状態が観察可能な場合は，細径気管支鏡を用いて状況を把握する。
④長期介在異物で異物の周囲に肉芽形成がある場合には，レーザー焼灼，アルゴンプラズマ凝固，マイクロ波凝固などで肉芽の凝固焼灼を施行する。
⑤異物が気管支末梢に存在する場合には，Cアーム X 線透視装置を併用すると有用である。
⑥硬性鏡管にテレスコープを挿入し気管支内腔の異物を観察しながら，硬性気管支鏡用把持鉗子を用いて異物を把持し摘出する。鉗子とテレスコープが一体化できるオプティカル鉗子も有用である。
⑦摘出時に出血がある場合には，APCにて止血する。

2 開胸手術を回避できた症例
通常では開胸手術による摘出が必要と考えられた症例であるが，硬性気管支鏡下に異物を摘出し，開胸手術を回避できた3例を提示する。

 双棘鋲異物[3]（図5〜7）

62歳，男性。主訴は咳嗽。電気工事のため電線を双棘鋲（ステップル）で留める仕事をしていた。仕事中咳嗽を認めるも特に気にしていなかったが，咳嗽を繰り返していたため近医受診。胸部 X 線写真にて左肺門部にコの字形異物陰影を認めた。軟性気管支鏡下摘出を試みるも摘出困難であったため，当院紹介となった。胸部 X 線写真上，双棘鋲の両棘は中枢側に向かっていた。胸部 CT の縦隔条件において双棘鋲は左底幹に介在し，双棘鋲の棘が気管支壁に刺入し下肺静脈近傍に先端が存在している所見を認めた。

■ 手 技
①開胸手術を準備した上で，まず硬性気管支鏡下に異物摘出術を試みた。
②胸部 X 線写真およびCT写真の所見と一致し，双棘鋲は左底幹に存在しており，双棘鋲の両棘は気管支の中枢側に向かい，棘が気管支壁に刺入していた。
③まず，気管支壁に刺入していた双棘鋲の片側を抜く操作から開始した。摘出に際しては，気管支壁の損傷および周囲の血管損傷（下肺静脈）の危険性があったため，慎重を期する必要があった。
④摘出するための鉗子にはステント用の把持鉗子を使用した。ステント把持鉗子で双棘鋲

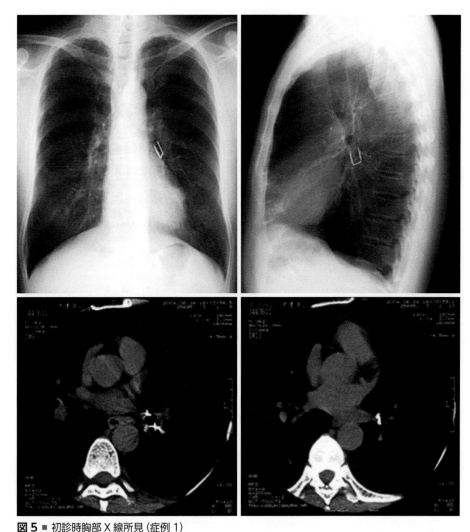

図5 ■ 初診時胸部X線所見(症例1)
胸部CT縦隔条件で,双棘鋲(ステップル)は左気管支の底幹に存在することが確認され,双棘鋲の棘は気管支壁を穿通し,下肺静脈近傍に位置していた。

を把持し,末梢に少し押し込み気管支壁に刺入した棘を気管支内腔に戻した後,中枢に牽引した。

⑤逆に,対側の棘が縦隔側の気管支粘膜下に刺さり粘膜の損傷を起こしたが,大きな出血等もなく摘出することできた。

2週間後の気管支鏡検査では,摘出時に一部損傷した左底幹入口部の気管支粘膜は修復されていた。

症例2 釘異物[3] (図8〜10) Chapter 5-2

65歳,男性。定期検診にて胸部X線検査を施行したところ,左下肺野に釘様異物陰影を認めた。7カ月前に日曜大工をしたことがあるが,自覚症状は全く認めなかった。左下肺野に釘様陰影を認め,軟性鏡で左B^9biに釘の先端と思われる金属様異物を確認した。

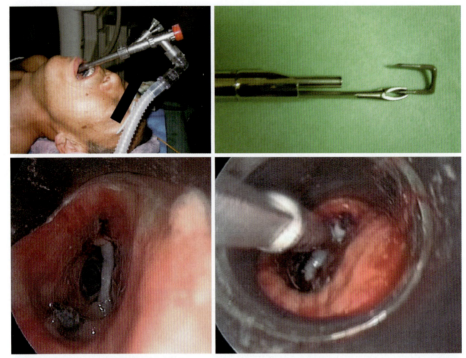

図6 ■ 硬性気管支鏡下摘出術（症例1）
双棘鋲は左気管支底幹に介在し，棘は気管支の中枢側に向かい，気管支壁に刺入していた。硬性気管支鏡下にシリコンステント用の把持鉗子を使用し，摘出した。摘出に難渋したが，一部気管支粘膜を損傷したのみで，大きな出血等を生じることもなく摘出できた。

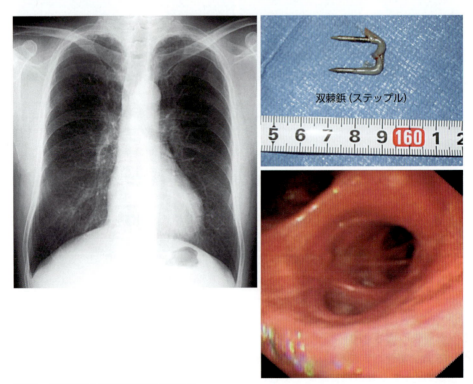

図7 ■ 摘出物および摘出後所見（症例1）
摘出された双棘鋲は20×15mm大であった。2週間後の気管支鏡検査所見では，気管支粘膜の損傷は修復されていた。

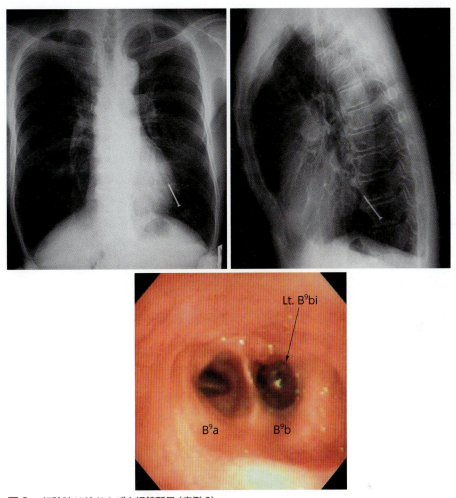

図8 ■ 初診時X線および内視鏡所見（症例2）
胸部X線写真では，左下肺野に先端部分を中枢に向けた釘の介在を認め，気管支鏡所見では，左B^9biに釘の先端部分を辛うじて認めた。

■ 手 技

① 局所麻酔下に軟性気管支鏡による鉗子摘出を試みたが，把持困難で摘出不能であった。
② 開胸手術の準備をした上で，まず硬性気管支鏡下に軟性気管支鏡を併用して内視鏡的に摘出を試みることにした。
③ 静脈麻酔下に硬性気管支鏡を挿入後，軟性気管支鏡下にX線透視を用いてV字型把持鉗子およびゴム付き把持鉗子などを使用し摘出を試みたが，把持困難であった。
④ 引き続き硬性鏡用アリゲーター把持鉗子を左B^9入口部に誘導し，その後はX線透視下に異物中枢端まで鉗子を誘導したところ異物の把持が可能となった。
⑤ 周囲組織を把持していないことを透視下に確認しながら，徐々に中枢に異物を牽引したところ摘出できた。

摘出した異物は40mmの錆びた釘であった。摘出1カ月後の気管支鏡所見では，左B^9bi入口部に軽度の瘢痕狭窄を認めたが，特に問題は認めなかった。

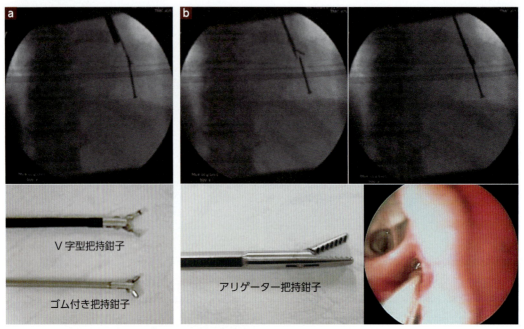

図9 ■ 術中X線透視下手技および内視鏡所見（症例2）
まず軟性鏡を併用し異物把持鉗子を用いて摘出を試みたが，滑ってしまい釘先端の把持困難であった．釘の先端が亜々区域支とかなり末梢であり，硬性鏡の観察可能範囲外であるため，X線透視下に，硬性鏡用アリゲーター把持鉗子を硬性鏡観察下に B^9 入口部に誘導し，その後はX線透視下に釘先端まで誘導したところ先端把持が可能であった．周囲組織を把持していないことを確認しながら，徐々に中枢に牽引したところ摘出できた．
a. 軟性鏡下摘出操作 **b.** 硬性鏡下摘出操作

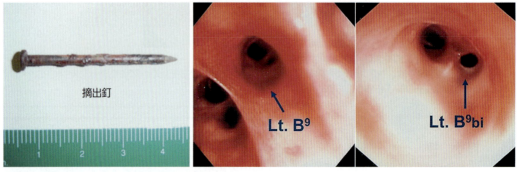

図10 ■ 摘出物および術後気管支鏡所見（症例2）
摘出した異物は，錆びを伴った40mmの釘であった．摘出1カ月後の内視鏡所見では，左 B^9bi の入口部に軽度瘢痕狭窄を認めたが，末梢も開口しており特に問題はなかった．

症例3 金属ポスト付きクラウン異物（図11〜13）　

　80歳，男性．検診にて胸部X線検査を施行したところ，クラウンと思われる異物陰影を認めた．2週間前に歯科を受診してポスト付きクラウンがなくなっていることは判明していた．近医にて気管支鏡を施行したところ，異物は左上葉支に嵌頓し易出血性の肉芽で覆われ左上葉支を閉塞していた．軟性気管支鏡のみでの摘出は困難と判断され，当院紹介となった．

■ **手　技**
①硬性気管支鏡を挿入し気道を確保し，軟性気管支鏡下に異物を覆う肉芽をAPC，マイ

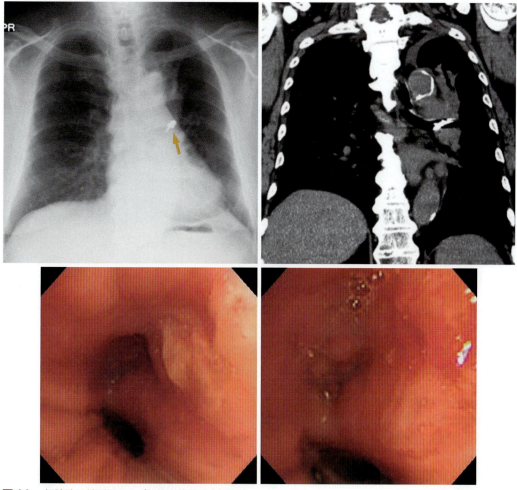

図11 ■ 初診時X線所見および気管支鏡所見（症例3）
胸部X線写真にて左上葉気管支にポスト付きクラウンと思われる異物（→）を認めた。気管支鏡を施行したところ、左上葉気管支は肉芽で完全に閉塞しており、異物は確認できなかった。

クロウェーブで凝固焼灼すると，金属のポスト部分のみが中枢側に向いて観察された。
②肉芽からの出血と左上葉支末梢からの痰の流出のため気管支鏡による吸引を繰り返し，摘出に難渋した。
③各種異物鉗子で金属のポスト部分を把持しても嵌頓による固定性が強く中枢に引っ張ることができないため，X線透視下にキュレット鉗子でクラウンの部分を引っ掛けて動かし，嵌頓による周囲組織からの固定性の解除を行った。
④次に，バルーンカテーテルを異物末梢気管支に誘導しバルーンを膨らませ中枢に引っ張ることで，クラウンを少し中枢側に動かすことができた。
⑤最後に金属のポスト部分を異物鉗子で把持し，体外に摘出した。

摘出異物は，金属のポスト付きクラウンであった。術後5カ月後の気管支鏡所見では，左上葉支入口部は軽度の瘢痕を残すのみで，末梢の狭窄はなかった。

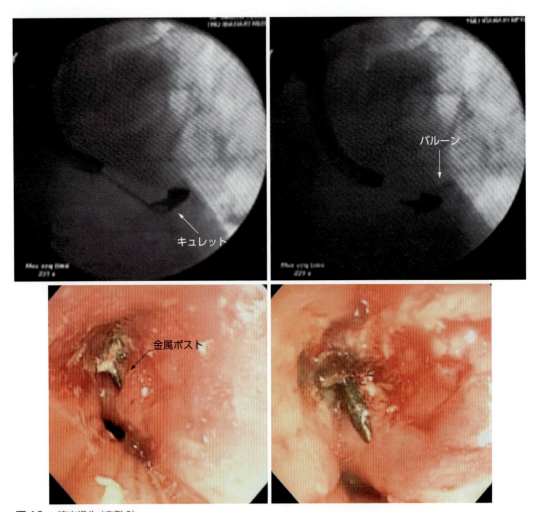

図12 ■ 摘出操作（症例3）
APCやマイクロウェーブで肉芽を焼灼したところ，金属のポストが確認できた。クラウンが嵌頓し固定されているため把持鉗子では牽引できなかった。キュレットで，周囲組織との固定性を解除し，バルーンで中枢に牽引することで，クラウンが中枢に少し移動し，最後は把持鉗子で摘出できた。

Ⅵ 軟性気管支鏡・硬性気管支鏡の使い分け

　気管支異物摘出は，まず軟性気管支鏡による異物摘出を試みる。軟性気管支鏡で摘出困難な場合には，硬性気管支鏡での摘出を考慮する。気管支異物は，軟性気管支鏡で摘出可能な場合が多く，摘出困難な場合には一般的に開胸手術にて摘出されるが，硬性気管支鏡を用いれば外科手術を回避できる場合もある。硬性気管支鏡を用いると，軟性気管支鏡に比べて鉗子の種類が多く把持力も強いため，摘出操作が容易となる。また，硬性気管支鏡下に軟性気管支鏡を併用することも可能で，軟性気管支鏡下に痰や出血の吸引，APC，レーザー，マイクロ波等による肉芽の凝固焼灼，止血などが安全に施行できる。

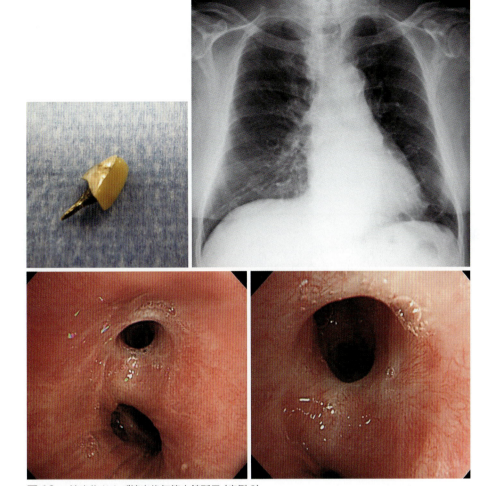

図13 ■ 摘出物および摘出後気管支鏡所見（症例3）
摘出異物は，金属のポスト付きクラウンであった。術後5カ月後の気管支鏡所見では，左上葉支入口部は軽度の瘢痕を残すのみで，末梢の狭窄はなかった。

VII 硬性気管支鏡下異物摘出時の術後管理とフォローアップ

　硬性鏡管挿入時に喉頭の損傷や脱臼，声帯の損傷を起こす場合があるため，慎重に優しく挿入する必要がある。硬性鏡管が喉頭に強く密着した場合や，挿入抜去を繰り返した場合には喉頭浮腫を起こす場合があるので術後注意が必要である。異物摘出終了後，硬性鏡管抜去時に声門・喉頭の状態を観察しておくことが重要である。喉頭浮腫が予測される場合には，術中術後にステロイド投与を行う場合もある。異物摘出時の気管支損傷により出血や縦隔気腫を起こすこともあるので，術後の単純X線検査やCT検査も必要である。

①出血，喉頭浮腫，縦隔気腫などの重篤な偶発症の発生が考えられる場合には，術後ICU管理とする。
②術中ステロイドを使用した場合には，術後ステロイドの漸減を図る。
③術中の出血を末梢肺に吸い込んだ場合には，肺炎を併発する場合があるので抗菌薬の投与を行う。

④喉頭浮腫の発生により呼吸困難が出現した場合には，気管チューブを挿管して一時的な人工呼吸器管理とし，浮腫が消退した後に抜管する．

⑤可能なら術後第1, 3, 7病日に軟性気管支鏡による喉頭の観察と気管支内の痰や壊死物質の除去を行う．

⑥術後数日間の咽頭痛を訴えるが，鎮痛薬で対処する．

⑦術後初回水分摂取時に誤嚥しないか注意する．

⑧単純X線検査やCTで術後の気管支の状況や，縦隔気腫，肺炎などの併発がないか観察する．

⑨退院後は，外来で定期的な軟性気管支鏡によるフォローアップを行い，摘出部位の気管支粘膜の観察を行い，瘢痕狭窄が起きないか観察する．

（古川　欣也）

● 文 献
1) 佐藤滋樹：5. 麻酔法. 日本呼吸器内視鏡学会　安全対策委員会（編），手引き書―呼吸器内視鏡診療を安全に行うために―(Ver. 3.0)，pp23-26, 2013
2) 古川欣也：硬性気管支鏡. 浅野文祐, 宮澤輝臣（編），気管支鏡ベストテクニック，pp167-177，中外医学社，2012
3) 古川欣也, 岩崎賢太郎, 石田順造, 他：開胸手術を回避しえた長期介在気管支異物に対する硬性気管支鏡下摘出術. 気管支学 27：511-517, 2005

8 小児食道異物摘出の実際

I 適応

- 小児の食道異物は全例が摘出の適応となる。しかし，異物の種類によって食道から胃内に落下したものは，便によって自然排出されるのを待つこともある。
- 小児の食道異物は1〜3歳が多く，成人で施行するような局所麻酔下でのファイバースコープによる摘出は困難である。乳幼児で全身麻酔を用いずに施行できる手術手技としては，コイン類に対してはバルーンカテーテル，ボタン電池などの金属類に対してはマグネットカテーテルを用いた方法がある。
- 近年最も注意が必要な小児の食道異物としてはボタン電池やコイン電池があり，短時間に粘膜の腐食，潰瘍を形成するために緊急を要する（図1）。ボタン型アルカリ電池は8時

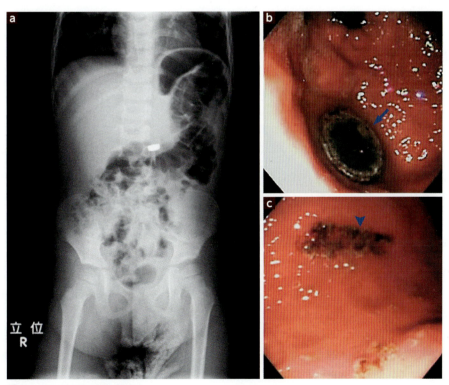

図1 ■ コイン電池異物（胃内）
 a. 2歳，男児。誤飲4時間後，マグネットカテーテルでは摘出できず。
 b. ファイバースコープで摘出。コイン電池（→）は胃粘膜に埋没していた。
 c. 対側の胃粘膜にも黒色に腐食した kissing ulcer を認める（▲）。

間[1]，起電力の強いコイン型リチウム電池は30分～4時間で食道全層に及ぶ壊死や重度の粘膜障害を生じると報告されている[2,3]。したがって，これらの電池類を誤飲したと考えられる場合には緊急で摘出しなければならない。もし，自施設での摘出が困難と判断した場合には，できるだけ早く摘出が可能な施設に転送することが必要である。その場合には，転送先の病院には事前にできるだけの情報を伝えておき，到着時にはすぐに摘出できる準備を整えておくことが重要である。

II 摘出方法の選択（硬性食道鏡か，ファイバースコープか）

全身麻酔を用いた摘出方法には大きく分けて2種類あり，硬性食道鏡を用いた方法とファイバースコープを用いた方法がある。

摘出方法の選択は，耳鼻咽喉科と小児外科では異なり，それぞれ得意な手技を選択することになる。耳鼻咽喉科では確実に摘出するために硬性食道鏡を選択することが多いが，小児外科などではコインのような危険性の低い異物は外来透視下でバルーンカテーテルによる摘出を試み，摘出できない場合に全身麻酔下にファイバースコープを用いて摘出する。

硬性食道鏡はファイバースコープの無かった時代には唯一の方法であったが，ファイバースコープが開発され改良も進んだ現状では，ファイバースコープが第一選択となることが多い。したがって，現在では多くの小児食道異物は小児外科などによってファイバースコープで摘出されている。ただし，食道穿孔の可能性が高い場合は，ファイバースコープの送気ができないので硬性食道鏡を用いることになる。また食道入口部の異物で，ファイバースコープでの内腔確保が難しい場合や鋭利な異物で粘膜に食い込んでいる場合にも，硬性食道鏡の適応となる。

III 前準備

小児の食道異物の特徴は，何よりもその診断の困難さにある。成人であれば訴えが明らかなことも多く，異物の診断は比較的容易である。しかし，小児では訴えが不確かな場合が多く，成人に比べて異物の診断に難渋することも多い。うっかり異物の存在を見過ごすと致命的になることもあるので，その対応には慎重を要する。

1 問　診

多くの患者は，保護者の目撃や，「いつもと様子がおかしい」ということで医療機関を受診する。

患者である乳幼児から詳細なエピソードを聞き出すことは困難であることから，保護者にその時の状況や異物の種類を詳細に聞き出すことが重要である。コイン型の異物であれば，本物のコインかコイン電池かによって緊急性は異なる。乳幼児の場合は，保護者が誤飲の場面を見ていなければ，発症時期や経過が不確かな場合も多く，症状から異物を推測しなければならないことも多い。

2 症　状

　症状には，突然の嘔吐，嚥下障害，唾液分泌過多（流涎）があるが，長期間症状もなく経過し，ある日突然，縦隔炎など重篤な症状で気付くこともある。異物が食道内に長期に停滞した場合には気管食道瘻を形成し，喘鳴や咳嗽など慢性的な呼吸器症状で発見されることもある[4]。

3 画像検査

　問診から食道異物を疑う場合には，X線検査で胸部だけでなく頸部や腹部などを含めて，広範囲に撮影する。正面だけではなく側面も必ず撮影し，必要であれば斜位撮影も行う。X線非透過性の異物では正面撮影で読影ができなくても，側面撮影で判別できることもある。コイン電池では，コイン型の異物陰影に同心円状の陰影の薄い部分が存在し，輪郭が二重にみえる double contour の所見があれば貨幣ではなく電池と診断できる[5]。
　X線透過性異物にはCTが有用なこともあり，異物に伴う縦隔炎や膿瘍形成の併発症の有無を診断するにも有用である[6]。食道造影検査は誤嚥の危険性や穿孔があれば造影剤が漏出する危険性もあるため，あまり推奨されない。もし造影する場合は，非イオン性造影剤（オムニパーク®，イオパミロン®など）が望ましいと考えられている。

IV 準備する機器

1 硬性食道鏡

　患者の体格，異物の種類，大きさ，介在部位により使用すべき硬性食道鏡を選択する。硬性食道鏡は長さの異なるものを数本準備し，鉗子は異物の種類に応じて選択しておく。鉗子は鰐口鉗子が一般的に用いられる（図 2-c）。
　小児の食道異物では第1狭窄部に存在する場合が多いので，比較的長さの短い小野式上部食道鏡が適している（図 2-a）。第1狭窄部より下部では長さの長いジャクソン・小野式食道鏡を用いるが（図 2-b），内径は細く観察や操作も難しいのでファイバースコープでの操作が

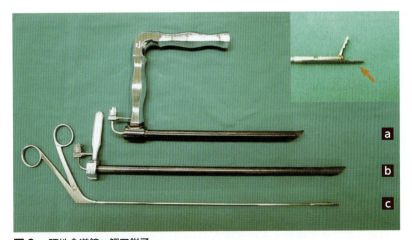

図 2 ■ 硬性食道鏡，鰐口鉗子
　a. 小野式上部食道鏡　b. ジャクソン・小野式食道鏡　c. 鰐口鉗子（別図拡大：➡）

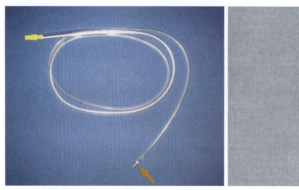
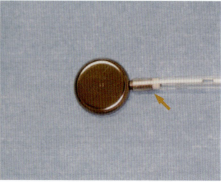

図3 ■ マグネットカテーテル
マグネット（→）は食道だけでなく，胃内のコイン電池の摘出にも有用。

優先される。鋭利な異物などでファイバースコープでの摘出が困難である場合に，硬性食道鏡を用いる。

2 ファイバースコープ

第1狭窄部以下では硬性食道鏡での操作は難しいので，ファイバースコープを用いた摘出を行うことが多い。ファイバースコープを用いる場合は，異物の種類によっては食道粘膜を保護するためにオーバーチューブや各種の鉗子類を準備しておく。

3 バルーンカテーテル，マグネットカテーテルなど

バルーンカテーテルやマグネットカテーテルを用いる摘出には（**図3**），透視下での摘出が確実なので，透視室の準備が必要となる。

V 麻 酔

- 硬性食道鏡を用いる場合には，安全に行うために全身麻酔下で行う。しかし，食道入口部付近の異物であれば，挿管時に用いるマッキントッシュ型喉頭鏡を用いて，無麻酔で摘出することも可能である。
- バルーンカテーテルやマグネットカテーテルを用いる方法は，無麻酔で透視下に摘出は可能である。しかし，ボタン電池やコイン電池では，たとえマグネットカテーテルで摘出できたとしても粘膜損傷を評価するために内視鏡で確認することが望ましい。
- 硬性食道鏡かファイバースコープのどちらの方法でも，全身麻酔下に摘出する場合の注意点はフルストマックかどうかの判断である。乳幼児の場合，いつまで飲食していたかの確認ができないことも多い。また，早急に摘出しなければならない異物であれば，たとえ食後のフルストマックでも全身麻酔をせざるを得ない。
- フルストマック時の対応には輪状軟骨圧迫（cricoid pressure）法が推奨されているが，実際はそのような処置を行うことは少なく，事前に点滴ルートを確保して適切な鎮静薬や筋弛緩薬の投与後に気管挿管する迅速導入（rapid sequence induction：RSI）が一般的に用いられる[7]。

Ⅵ 手技の実際

1 硬性食道鏡（右利きの場合）

①患者は仰臥位で，術者は患者の頭側に立ち，助手が患者の横に座り患者の頭部を保持する。助手は術者の食道鏡の挿入に応じて頭部の位置を変え，食道鏡が無理なく挿入できるような位置に頭部を移動させる（**図4**）。

②食道鏡をまず右舌面に沿って内部に進め，右梨状陥凹を最初の目標とする。次に先端をやや内側に向けると喉頭の披裂軟骨を認め，その下部に進めると食道入口部に近づく。食道入口部が開かない時は食道鏡の先端をゆっくり挙上すると閉鎖した入口部が開く。下咽頭入口部，食道粘膜は弱いので粘膜穿孔に十分注意し，内部をよく確認して挿入する。肉眼での観察が不十分であれば食道鏡内に硬性内視鏡かファイバースコープを挿入してよく観察する（**図5**）。

留意点

- 頭部を保持している助手は，外部から食道鏡が正しい方向に挿入されているか常に観察し，術者を誘導すると共に，頭部の位置を変えて挿入しやすい位置に適宜変更する（**図6**）。
- 異物摘出のポイントは食道鏡，異物，鉗子を一体として取り出すことが重要で，連携が悪いと異物をどこかに落として探すのに難渋することもある。異物摘出後は必ず食道鏡またはファイバースコープを再挿入して異物の残存と粘膜損傷の有無を確認する。

2 ファイバースコープ

成人と異なり小児では全身麻酔下での摘出となる。

①中咽頭，下咽頭の唾液，分泌物を十分吸引しておく。硬性食道鏡と同様に下咽頭梨状陥凹を目標に挿入し，送気をしながら進めると梨状陥凹は膨らみ，閉鎖した食道入口部が見えてくる。そのまま進めると閉鎖している食道入口部が徐々に広がるので押し進める。

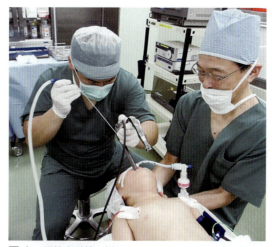

図4 ■ 硬性食道鏡の挿入
術者は患者の頭側に立ち，助手が患者の横に座り患者の頭部を保持する。助手は術者の食道鏡の挿入に応じて頭部の位置を変え，食道鏡が無理なく挿入できるような位置に頭部を移動させる。

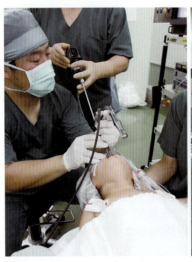 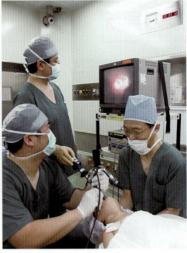

図 5 ■ 硬性食道鏡に硬性内視鏡を挿入

肉眼での観察が十分でなければ食道鏡内に硬性内視鏡かファイバースコープを挿入してよく観察する。本症例では小野式上部食道鏡に鼻用硬性内視鏡を挿入してモニターで観察している。内視鏡を用いることによって記録も可能となる。

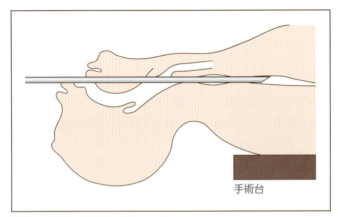

図 6 ■ 硬性食道鏡挿入のシェーマ

患者の頭部は手術台から少しはみ出すようにして自由に動ける体勢を整える。術者は食道鏡と食道が一直線になるような感じで、無理せずに挿入する。異物を摘出する時は、食道鏡、異物、鉗子を一体として取り出す。

②穿孔がないことを確認すれば食道内で送気と吸引を行い、異物をよく観察し、ファイバースコープでの摘出が可能と判断すれば適した鉗子（把持鉗子、バスケット鉗子など）を選択して摘出する。

VII 外切開のタイミング

外切開が必要となる症例は、異物が食道外に出てしまった場合か、内視鏡的に摘出が不可能な場合となる。

- 術前に異物が明らかに食道外に出ている場合は，最初から外切開の準備を行う．
- 術前に皮下気腫，縦隔気腫，異物周囲に膿瘍を認める場合には穿孔があると考え，経口的に異物を摘出するだけでなく外切開の準備もしておく．
- 明らかな穿孔がなくても鋭利な異物や粘膜に強く食い込んで粘膜が裂ける可能性が高い場合は，粘膜損傷を最小限に抑えるために外切開に変更することもある．

留意点
- 外切開の術中に食道外に出た異物を探すことは容易ではなく，CTで異物の位置を十分確認しておき，術中に見つからない場合は硬性食道鏡やファイバースコープを併用して食道内からも確認することが有用である．

VIII 術後処置

異物摘出後の粘膜の損傷状態によって術後管理は異なる．
- 粘膜損傷がなければ経口摂取は翌日から可能である．しかし，粘膜損傷を認めた場合には絶飲絶食として抗菌薬の投与を行い，臨床症状，血液検査所見の経過を監視する．経口摂取は感染の兆候がないことを確認して開始する．
- 硬貨などの摘出は比較的容易で，併発症・偶発症も少ない．
- 鋭利な異物では，食道粘膜の損傷や穿孔の可能性もあり，術後は食道炎，食道周囲炎，縦隔気腫や膿瘍などの併発症に注意が必要である．
- ボタン電池やコイン電池では摘出が遅れると強い粘膜障害を引き起こし，異物の摘出後に消化管狭窄をきたす恐れもあるので注意が必要である．

（家根　旦有・米倉　竹夫）

●文献
1) Yamashita M, Saito S, Koyama K, et al：Esophageal electrochemical burn by button-type alkaline batteries in dogs. Vet Hum Toxicol 29：226-230, 1987
2) 吉川琢磨，生井明浩，池田稔，他：リチウム電池食道異物の1例と実験的研究．日耳鼻会報 100：864-869, 1997
3) 河野美幸，谷内真由美，伊川廣道：食道狭窄を生じたリチウム電池食道異物の1例．小児外科 32：109-113, 2000
4) 野々村智子，古賀聡人，香川哲郎：食道異物によって気管食道瘻をきたした小児の麻酔経験．日小児麻酔会誌 20：227-230, 2014
5) 伊藤健，仙波哲雄：小児のボタン型リチウム電池食道異物の1例―コイン異物との鑑別について―．日気食会報 43：298-302, 1992
6) 上田隆志，松永喬：耳鼻咽喉・頭頸部領域の異物症・結石症．JOHNS 9：389-393, 1993
7) 蔵谷紀文：小児の麻酔導入．LISA 14：946-951, 2007

9 成人食道異物摘出の実際

I 適応

　異物の種類は年齢層や合併疾患の有無により大きく異なる．食道内で固定した異物は，経口摂取やその後の併発症・偶発症の問題からも摘出の適応となる．食道異物は，その形状，大きさ，種類により迅速かつ慎重な対応が必要となる．食道異物の多くは，内視鏡検査により，その種類と位置を的確に診断することができる．また食道異物の多くは内視鏡による摘出術が可能であり第一に試みられる手法である[1]．

緊急性のあるもの
- 食道壁や周囲臓器を直接損傷する危険性のある異物（PTP，有鉤義歯，魚骨，ガラス片，カミソリ刃等）
- 毒性の内容物や粘膜傷害をきたす可能性のある異物（乾電池，ボタン電池等）
- 食道内腔が閉鎖され経口摂取が困難となる異物（食物塊，異食によるビニール製品等）

II 前準備

1 問診
　誤飲した可能性のある異物の種類，形状，時刻，自覚症状の有無，最終食事，既往歴や常用薬等について問診する．しかし，認知症，脳血管障害等の症例では，訴えのないことも多く診断までに時間を要することが多い．自覚症状では嚥下時痛，嚥下障害，異物感，流涎の有無等を確認する．

2 単純X線検査
　咽頭，頸部から胸部腹部の範囲で撮影を行う．頸部，胸部では正面，側面の2方向で撮影する．椎体との重なりによる影響を回避でき，異物の形状や位置をより正確に診断できる．食道穿孔による縦隔気腫や皮下気腫，また気胸の有無を確認する．

3 CT検査
　X線透過性の異物診断にはCTやMRIが有用である．異物の位置と周囲臓器との位置関係や異物に伴う併発症（気腫や縦隔炎，膿瘍形成等）の診断に欠かせない検査である．MDCT（multidetector-row computed tomography）は，周囲臓器（大血管損傷や気道系損傷）と異物の位置関係が立体的に，かつ明確となるため，摘出方法の選択に関する重要な情報となる．

4 内視鏡検査

異物はX線透過性の可能性もあり，食道異物が強く疑われた際には，積極的に行うべき検査である。検査時に食道損傷が疑われる症例ではCO_2送気で行うことが望まれる。食道異物は内視鏡検査時に胃内に落下していることもある。通常の上部消化管検査と同様に，咽頭から食道，胃・十二指腸までの観察を行う。

5 インフォームドコンセント

内視鏡検査や内視鏡による食道異物の摘出を行う際には説明と同意が必要である。インフォームドコンセントに含まれるべき内容としては，検査の必要性，検査方法，併発症の頻度と発生した際の対応等があげられる。異物摘出に際しては，摘出方法，摘出による偶発症のリスク，また異物を摘出せずに放置した際の危険性について書面を用いて説明し，承諾書に署名し，とり交わす。

III 準備する機器

成人の食道異物では，明らかに内視鏡での摘出が困難と判断される症例や食道穿孔例を除けば内視鏡での食道異物摘出がまず試みられる。内視鏡での異物摘出には，内視鏡の他に異物回収用処置具，回収時に食道・咽頭損傷を予防する補助具が必要である[2]。

1 内視鏡

通常，上部消化管の内視鏡検査や各種内視鏡治療用に前方直視型の電子スコープを用いる。異物の種類や状況では，処置用2チャンネルスコープが有用なこともある。

経鼻挿入が可能な細径内視鏡は，咽頭反射がなく苦痛が軽減される。しかし異物の診断はできても異物摘出は行えず，状況による選択が必要である。

2 異物回収に必要な処置具

異物の形状，硬さ等に応じ，回収に適した各種鉗子，スネア，ネット等を選択する。V字型鰐口鉗子は，把持力が強く，硬い異物の薄い切片や細い金属状の部位を確実に把持し回収することができる。異物の一部を把持するのが困難な形状の異物には，3脚型やバスケット鉗子のほかスネアや回収ネットなどが用いられる（図1）。

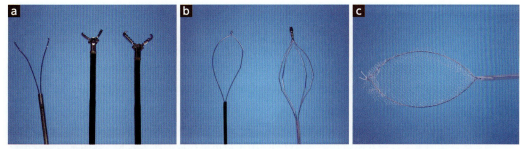

図1 ■ 異物回収に必要な処置具
a. 各種の把持鉗子　**b.** スネア，バスケット型　**c.** 回収ネット

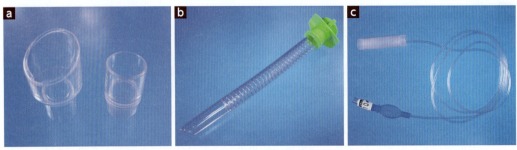

図2 ■ 異物回収に必要な補助具
a. 透明キャップ　**b.** オーバーチューブ　**c.** 内視鏡装着バルーン

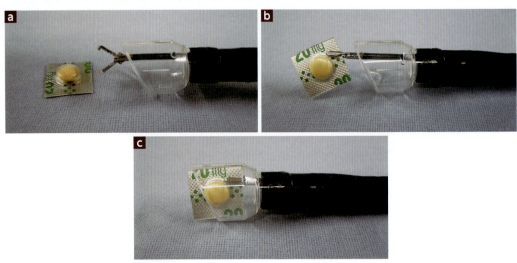

図3 ■ 透明キャップによる異物摘出
a. 内視鏡先端に透明キャップを装着し鉗子孔より把持鉗子を出す。
b. 透明キャップに収納しやすい部位を把持する。
c. 鋭利な部分は完全に透明キャップ内に収納する。

3 食道・咽頭損傷防止に必要な器具

　鋭利な異物の回収に際して，特に頸部食道や食道入口部また下咽頭の損傷を回避するための用具が用いられる。
　用具の種類としては，①先端透明フード，②オーバーチューブ，③装着バルーンなどが用いられる（**図2**）。

a 先端透明キャップ，フード

　内視鏡先端に装着することで，固定視野の確保が難しい食道入口部から頸部食道にある異物の観察が容易となる。異物を透明キャップに完全に収納できれば，食道を損傷することなく回収できる。透明キャップには各種サイズがあり，異物摘出には広口ソフトタイプが適している。食物塊など鉗子で把持が難しい異物に対して，キャップ内に吸引して回収することができる。簡便で多目的に応用できるため使用頻度の高い用具である（**図3**）。

b オーバーチューブ

　通常，食道静脈瘤結紮術や内視鏡切除術の際，繰り返し内視鏡を出し入れするための用具である。透明キャップと比較して先端部での内視鏡の操作性が悪くなる。透明キャップ内に収まらない異物の回収と頸部食道や咽頭の確実な保護には有用である（**図4**）。

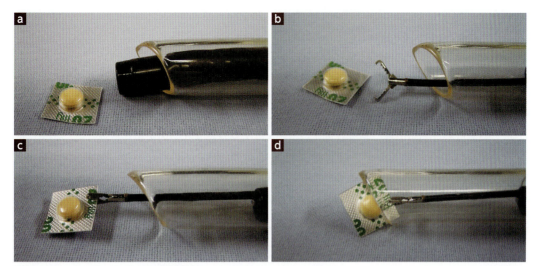

図4 ■ オーバーチューブによる異物摘出
a. オーバーチューブに内視鏡を通しておく．内視鏡を食道内に挿入後，チューブを挿入する．
b. 内視鏡の鉗子孔より把持鉗子を挿入し，異物の把持部を決める．
c. 異物を把持してチューブ内に引き込む．
d. 鋭利な部分は完全にチューブ内に収納し，チューブと共に内視鏡で観察しつつ摘出する．

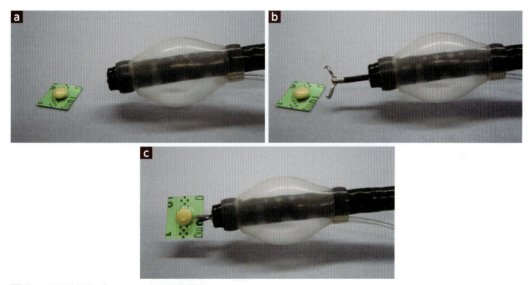

図5 ■ 内視鏡装着バルーンによる異物摘出
a. 内視鏡先端の装着バルーンを膨らませて食道内腔を確保する．
b. 内視鏡の鉗子孔より把持鉗子を挿入し，異物の把持部を決める．
c. 異物把持後はバルーンで確保された食道内腔と異物を観察しつつ摘出する．

c 装着バルーン

　内視鏡的食道静脈瘤硬化療法用バルーンで，スコープ先端に装着し，バルーンを膨らませた状態で食道内腔に間隙を確保して異物と共にスコープを引き抜き，食道の損傷を防止する（**図5**）．

IV 麻 酔

　内視鏡検査や内視鏡による摘出に際して，患者に苦痛を与えず，安定した状況で行うことが重要である．咽頭反射が強いと，頸部食道の観察が難しく，粘膜裂創の要因にもなる．そのため，①咽頭麻酔，②鎮痙薬，③鎮痛薬・鎮静薬等の前処置は十分に配慮して行う．

　咽頭麻酔は咽頭の奥にキシロカイン®ビスカスをためさせ，内視鏡施行前には，必要に応じキシロカイン®スプレーを追加する．しかし内視鏡検査への不安が強い症例や摘出術が必要な状況では，鎮静薬や鎮痛薬を使用し，医師と患者間でコミュニケーションを保つことのできる意識下鎮静の状態で（conscious sedation），患者への苦痛軽減と良い観察状況下で的確な処置を行うことができる[3]．

V 手技の実際

　食道粘膜損傷の危険性がない異物であれば，確実な把持ができれば摘出は比較的容易である．異物摘出の難易度や危険性に関与する因子は，
①異物の可動性
②食道壁への刺入状況
③形状による把持や絞扼の難易度
④大きさ，形状による回収時食道損傷の危険性
などがあげられる．適切な処置具の選択，適切な鉗子等による把持部の決定，回収時に食道，咽頭損傷を起こさない注意が重要である．

　以下に成人で比較的頻度が高いとされる各種食道異物の摘出の実際について解説する．

1 食物塊の摘出

　食物塊が食道異物となる症例の多くは，何らかの要因で食道狭窄を認める．悪性疾患では食道癌性狭窄例が多く，良性で早期食道癌に対する内視鏡切除後の瘢痕狭窄や術後吻合部狭窄例である．

a 三脚鉗子の使用
①通常の内視鏡検査と同様に左下側臥位の体位で行う．
②胸部食道癌による著明な癌性狭窄例で食物塊により内腔が閉鎖している．
③食物塊は可動性があり，三脚鉗子を用いて異物全体を包み込むように把持する．
④内視鏡と鉗子は固定し観察しながら回収する（**図6**）．

b 透明キャップの使用
①早期食道癌の内視鏡切除後の瘢痕狭窄例で食物塊により内腔が閉鎖されている．
②異物を透明キャップに内視鏡の吸引で引き込む．
③吸引しながら異物を観察しつつ内視鏡を抜去し異物を回収する（**図7**）．

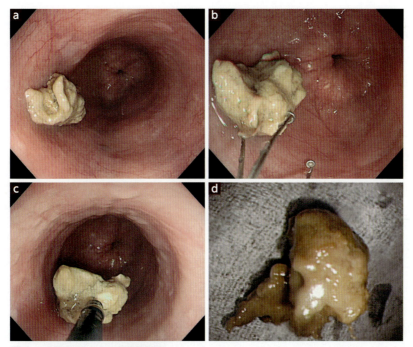

図6 ■ 三脚鉗子による食物塊摘出
a. 食道内に食物塊と悪性食道狭窄を認める。
b. 三脚鉗子で異物全体を包みこむように把持する。
c. 異物把持後は観察しつつ回収する。
d. 摘出された食物塊。

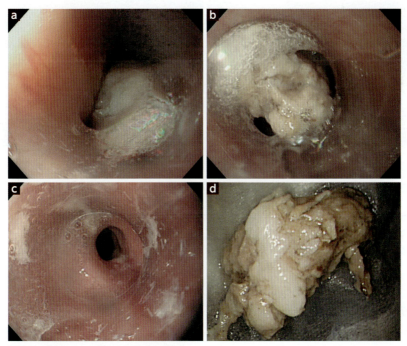

図7 ■ 透明キャップによる食物塊摘出
a. 内視鏡所見で頸部食道に食物塊を認める。
b. 透明キャップを装着し内視鏡の吸引でキャップ内に吸い込み摘出する。
c. 内視鏡切除後の瘢痕狭窄を認める。
d. 摘出された食物塊。

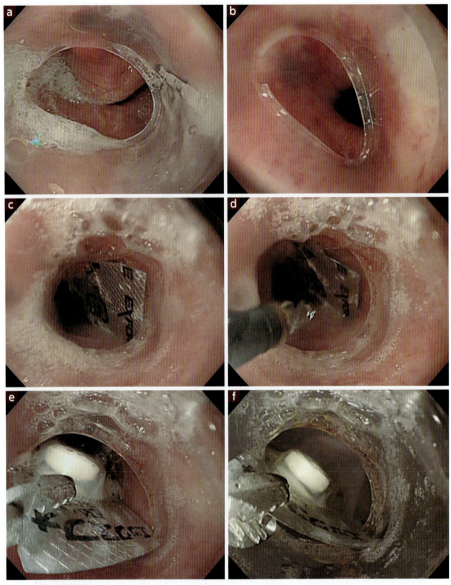

図8 ■ PTPの摘出
a. 内視鏡先端にソフト広口キャップを装着。
b. 食道入口部ではキャップは扁平化し挿入される。
c. PTPをキャップ内に収納できるかを確認する。
d. 食道粘膜損傷の有無を確認し，把持鉗子でPTPを把持する。
e. 角の鋭利な部をキャップ内に収納する。
f. 確実に把持し，観察しつつ回収できた。

2 PTPの摘出

ソフト広口キャップの使用

①広口キャップを装着すると挿入にやや抵抗がある。挿入のコツは左右に回転操作を行うとキャップは扁平に変形し挿入が容易となる。

②PTPを確認したら，キャップを軽く押し当て辺縁鋭利部の刺入の有無，可動性や収納可能なサイズかを確認する。

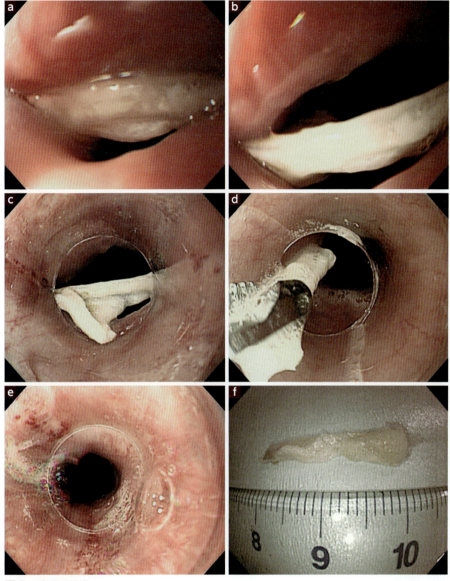

図9 ■ 魚骨の摘出
a. 食道の入口部直下に魚骨を認める。
b. 送気すると食道内腔がわずかに観察される。
c. 透明キャップを装着して観察すると，食道粘膜への刺入部を認める。
d. キャップで魚骨を軽く押し，把持鉗子で魚骨を縦方向に把持し回収した。
e. 魚骨による食道粘膜の損傷部を確認する。
f. 摘出された魚骨。

③把持鉗子を挿入して，鉗子を開閉，回転等の操作ができる距離を確保する。
④角の鋭利な部分がキャップ内に収納しやすい部位を把持して収納する。
⑤異物と食道内腔を観察しつつ食道壁を損傷しないようにゆっくりと内視鏡を抜去する（図8）。

3 魚骨の摘出
①食道入口部直下の頸部食道に魚骨を認める。

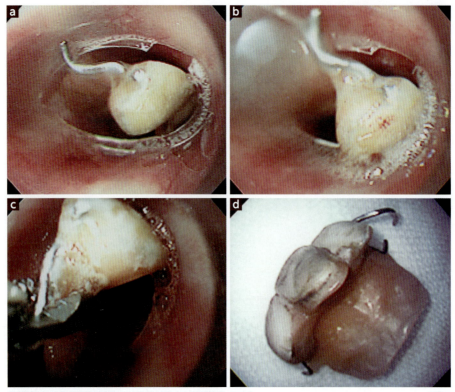

図10 ■ 有鉤義歯の摘出
a. 有鉤義歯の鉤部が食道に刺入していないかを確認する。
b. 鉤部を透明キャップ内に確保する。
c. 把持鉗子で把持し可動性を確認し観察しつつ摘出する。
d. 摘出された有鉤義歯。

②良視野の確保と摘出時の粘膜保護のために透明フードを装着して摘出を行う。
③魚骨は食道粘膜に刺入し，食道内腔に横向きに固定しているためフードを軽く押し当て可動状況を確認する。
④魚骨が縦向きとなるように把持鉗子で把持して透明フード内に収納し，観察しながら回収する（図9）。

4 義歯の摘出

①有鉤義歯では鉤部が食道壁に深く食い込んでいると回収が難しくなる。
②ソフト透明キャップを装着して鉤部と食道壁の状況を確認する。
③食道壁を滑らすように鉤部を透明キャップ内に確保する。
④把持鉗子で鉤部を把持して透明キャップ内に収納する。
⑤対側の鉤部が食道壁を損傷しないように観察しつつゆっくりと内視鏡を引き抜く（図10）。

内視鏡による異物摘出後の注意点

異物摘出後は再度内視鏡を挿入して粘膜損傷の有無，遺残異物の有無を必ず確認する。また頸部を触診して皮下気腫の有無を確認する。粘膜損傷の状況による各対応の詳細に関しては術後処置の項に記載する。

VI 外科手術の適応

- 内視鏡的な摘出が明らかに困難と判断される症例
- 異物摘出により明らかに重篤な食道損傷や臓器損傷の危険性の高い症例
- すでに食道穿孔の状態で，縦隔炎や膿胸を認める症例

これらの症例に関しては外科手術による異物摘出，縫合閉鎖さらに縦隔および胸腔ドレナージを考慮しなくてはならない。

また異物の部位により術式も頸部外切開や開胸手術などと大きく異なる[4]。

VII 術後処置

術後処置も食道異物の種類，内視鏡摘出時の状況，摘出法により管理は大きく異なる。
- 異物摘出後は直ちに食道観察を行い，粘膜損傷の程度，出血，穿孔の有無等を確認する。
- 食道粘膜の損傷がごくわずかであれば状態をみて帰宅させる。
- 粘膜損傷が深い場合は入院にて禁食，点滴管理とする。
- 食道穿孔が疑われる際には，食道造影検査，CT検査を行う。
- 食道造影検査で食道穿孔が確認されても，穿孔部が小さく造影剤が縦隔内に限局していれば，まず保存的治療である。
- 食道穿孔の保存的治療は，①禁食，②中心静脈栄養管理，③抗菌薬投与とする。
- 大きな穿孔で胸腔内に造影剤が多量に漏出，気胸，膿瘍を認める症例では外科手術を行う。

（島田　英雄）

●文献
1) 赤松泰次，白井孝之，豊永高史：異物摘出術ガイドライン．日本消化器内視鏡学会卒後教育委員会（編），消化器内視鏡ガイドライン．第3版，pp206-214，医学書院，2006
2) 岡村誠介，小澤俊文，須賀俊博：異物除去，狭窄治療．日本消化器内視鏡学会卒後教育委員会（編），消化器内視鏡ハンドブック，pp277-281，日本メディカルセンター，2012
3) 島田英雄：診断法．内視鏡検査．臨床食道学，pp39-46，南江堂，2015
4) 島田英雄，小澤壯治，幕内博康：損傷および異物．食道外科 up-to-date，pp56-70，中外医学社，2010

10 頸部外切開による異物摘出の実際

I 適応

下咽頭・食道異物は多くの場合，経口的に軟性内視鏡もしくは硬性食道直達鏡下に摘出が可能である。しかし，以下の場合は頸部外切開の適応となる[1-3]。

頸部外切開の適応
- 異物が食道外に存在する場合
- 皮下気腫や縦隔気腫があり，穿孔が疑われる場合
- 下咽頭・食道周囲の膿瘍形成や縦隔洞炎を起こしている場合
- 軟性内視鏡や硬性食道鏡下に摘出が困難な場合
- 軟性内視鏡や硬性食道鏡下で異物が確認できない場合

緊急性のあるもの
- 皮下気腫や縦隔気腫があり，穿孔が疑われる場合
- 膿瘍形成や縦隔洞炎を起こしている場合
- 下咽頭・食道壁を損傷する可能性がある鋭利な異物

II 前準備

1 問診

誤飲した異物の種類，形状，嵌頓した時間，自覚症状の有無，最終の食事時間，既往症，内服中の薬剤の有無，アレルギーの有無などを問診する。

2 単純X線検査

頸部および胸部単純X線（正面像，側面像）を撮り，異物の嵌頓部位と異物の形状を確認，把握する。皮下や軟部組織に気腫像を認めた場合は，穿孔の可能性が高い（**図1**）。

3 CT検査

可能であれば単純CTを追加施行する。単純X線より異物の形状を把握するのに有用である（**図2**）。3D画像を作製すると異物の立体像や刺入方向が正確に把握でき，さらに有用である（**図3**）。

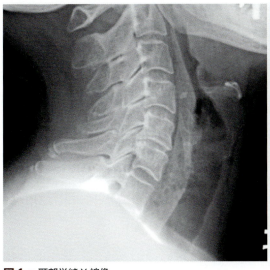
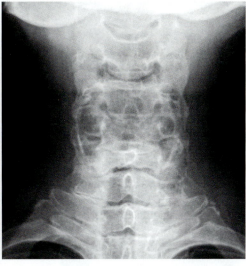

図1 ■ 頸部単純X線像
頸部に気腫像を認めるが，異物は明らかではない。

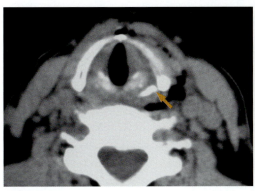
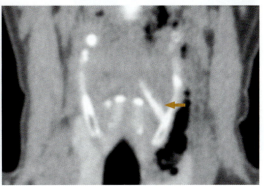

図2 ■ 頸部CT像
前頸筋下，左胸鎖乳突筋内側に気腫像と左梨状陥凹に魚骨異物を疑う陰影（→）を認める。

4 インフォームドコンセント[4]

術前に本人や家族に対して以下のような点について説明を行い，同意を得る。口頭の説明とともに署名した文書を取り交わすことが重要である。

- 異物をそのまま放置した場合に予測される危険性
- 異物摘出に頸部外切開が必要な理由
- 頸部外切開による異物摘出術の方法
- 麻酔の方法
- 併発症・偶発症の可能性と万一併発症・偶発症が発生した場合の対処方法

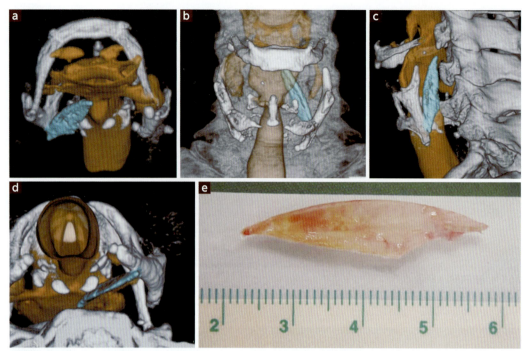

図3 ■ 3D画像（ブルーが異物）
a. 頭側よりみた像　**b.** 正面像　**c.** 側面像　**d.** 尾側よりみた像　**e.** 摘出された魚骨異物

Ⅲ 準備する機器

- 頸部手術に使用する機器
- 軟性内視鏡（異物が確認できない場合に備えて準備する）
- 硬性直達食道鏡（異物が確認できない場合に備えて準備する）

Ⅳ 麻　酔

気管内挿管による全身麻酔で行う。

Ⅴ 手技の実際[5,6]

①頸部皮膚を胸鎖乳突筋の前縁に沿って，舌骨より鎖骨上窩にかけて切開する（**図4**）。
②広頸筋下で皮弁を挙上し術野を展開する。
③胸鎖乳突筋前縁から深部にアプローチし，胸鎖乳突筋を後方に牽引する。
④総頸動脈，内頸静脈，迷走神経を確認し，後方に圧排する。反回神経を確認，温存して食道を露出する（**図5**）。

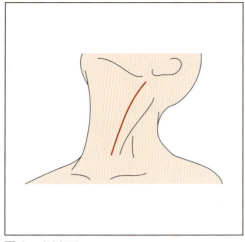

図4 ■ 皮膚切開

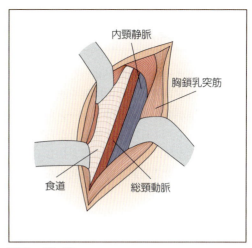

図5 ■ 術　野

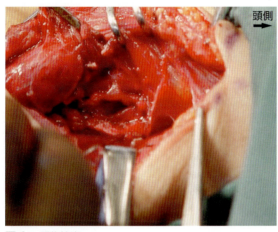

図6 ■ 異物摘出
異物摘出後，左梨状陥凹に穿孔を認める。

　　膿瘍形成がある場合は排膿する。排膿する際に異物が膿とともに除去されることがあるので注意する。
　　異物の介在部位により甲状腺が手術操作の妨げになる場合は，下甲状腺動脈を結紮して甲状腺を前方へ牽引する。
⑤食道異物の介在部位を確認して下咽頭・食道壁を切開し，異物を摘出する。
　　穿孔が認められる場合は，同部から異物を摘出する。
　　異物が下咽頭・食道外に認められる場合は，異物を摘出し穿孔の有無を確認する（図6）。
⑥異物摘出後，創部を洗浄して経鼻胃管を挿入し下咽頭・食道を二層に縫合する。
　　穿孔や膿瘍形成を認める場合は，十分に洗浄を行う。
　　吸引ドレーンを挿入し，皮膚縫合を行う。
　　穿孔や膿瘍形成を認める場合で，術後創部の洗浄が必要な場合はペンローズドレーンや吸引用ドレーンを用いる。
⑦術後，喉頭浮腫による呼吸困難が危惧される場合は気管切開を行う。

Ⅵ 術後処置[7]

①術後感染の危険性が高いため強力な抗菌薬の投与を行う。
②吸引ドレーンからの排液をチェックする。
③洗浄が必要な場合はドレーンから行う。
④術後7〜14日間，経鼻胃管から栄養を行う。場合によっては中心静脈栄養を行う。
⑤喉頭浮腫による呼吸困難を生じる危険性があるため，注意深く気道管理を行う。
⑥下咽頭食道造影を行い瘻孔がないことを確認し，経口摂取を開始する。

（岩田　義弘・櫻井　一生）

● 文 献

1) 中村一博, 吉田知之, 鈴木伸弘, 他：頸部外切開にて摘出した下咽頭食道異物症例の検討. 日気食会報 57：298-306, 2006
2) 河田了, 安野元興, 樋口香里, 他：頸部外切開を要した食道異物の2症例. 日気食会報 44：235-238, 1993
3) 濱崎景子, 福岡秀敏, 石川啓, 他：6cmの有効義歯誤嚥による食道穿孔の1例. 日臨外会誌 74：3286-3291, 2013
4) 赤松泰次, 白井孝之, 豊永高史：異物摘出術ガイドライン. 日本消化器内視鏡学会卒後教育委員会（編）；消化器内視鏡ガイドライン, 第3版, pp206-214, 医学書院, 2006
5) 井上鉄三：異物摘出術. 耳鼻咽喉手術アトラス　下巻, 第1版, pp356-363, 医学書院, 1979
6) 日野原正：食道異物. 耳鼻咽喉・頭頸部手術アトラス　下巻, pp151-155, 医学書院, 2000
7) 中川雅文, 松田史明, 萩原秀夫, 他：穿孔をきたした食道金属異物症例. 耳鼻臨床 83：939-943, 1990

3章 手技

11 開胸による異物摘出の実際

I 適応

　すでに1970年代に気道異物の95%以上が内視鏡下に摘出される[1]とされており，内視鏡機器の進歩の著しい現在ではほとんどの異物は気管支ファイバースコープ下，あるいは硬性気管支鏡下に摘出が可能であると考えられる[2]。しかし，以下の場合には開胸手術あるいは胸腔鏡手術による外科的な異物摘出を考慮しなければならない。

- 気管支ファイバースコープ，あるいは硬性気管支鏡による摘出が不成功の場合
    - ①内視鏡下の操作で摘出できない場合
    - ②異物が嵌頓して可動しなくなった場合
    - ③異物が末梢に吸引されて可視不能になった場合
    - ④異物が破砕されて摘出不能になった場合
- 異物摘出により気道損傷あるいは周囲血管損傷の危険性がある場合
- 異物が気道内に長期に存在し肉芽形成して組織に固定されている場合
- 異物が気道内に長期に存在し末梢肺に不可逆性病変が併発している場合
- 気道狭窄により内視鏡操作が困難な場合

　このほかに長期間経過して末梢肺まで到達した小さな異物や胸部異常陰影で発見されて肺部分切除して異物と診断されるものもあるが，異物摘出マニュアルである本項では特に記述しない。
　また，精神神経症状や幼児，小児など局所麻酔下の異物摘出に協力が得られない場合，心不全や不整脈など全身状態の問題によって局所麻酔下の異物摘出が困難な場合では，全身麻酔下の内視鏡下摘出，あるいは気管切開してからの内視鏡下摘出などの適応であり，直ちに外科的開胸の適応とはならない。

II 前準備

1 問診

　気道異物では誤嚥についての詳細を聴取することが重要である。誤嚥した異物と同じものが入手できれば摘出の際に大変参考になる。誤嚥時の様子，その後の経過などの聴取も必須である。緊急の対応をする場合には食事など経口摂取の時間や抗凝固薬などの内服薬の有無と種類も把握する必要がある。その他には手術の既往などを含む既往歴，アレルギーの有無といった一般の開胸手術と同様の術前の情報収集を行う。

2 単純X線検査

　X線透過性の低い異物であれば胸部単純X線検査で確認できるので，存在部位について詳細に把握できる。異物の向きや周囲に影響を及ぼす尖状，刃状の形態についても把握しておく。X線透過性が高く確認困難な場合でも異物嵌入の周囲や末梢肺の二次変化を確認できる場合があるので注意深く読影する必要がある。手術中の部位確認に困難が予想される場合には術中X線透視の準備があるとよい。

3 CT検査

　異物嵌入部の位置や形態，周囲肺野の二次変化など，より詳細な情報が得られるので外科的摘出をする前には胸部CTも行った方がよい。特に気管支内腔での異物の位置や気管支壁の外側組織との関係など手術の際の情報として参考になる。ただし金属などX線透過性の低い大きな異物の場合にはハレーションにより局所の詳細が判り難いこともある。

4 気管支鏡検査

　気管支鏡による異物の観察は重要であるが，外科手術による異物摘出が第一選択として行われることは稀であり，ほとんどの場合は気管支鏡による観察と摘出の試みがなされている。気管支鏡では異物より末梢の気道の観察は十分にはできないことが多いので，末梢の情報は画像診断によって把握しておかなければならない。また，術中にも気管支鏡による気道内腔の観察が必要になることが多いので，外科手術時も必ず気管支鏡の準備をしておくことが重要である。

5 インフォームドコンセント

　異物摘出に限らず外科手術についての一般的なインフォームドコンセントが必要である。異物摘出に外科手術が必要な理由，外科手術をしなかった場合の危険性，外科手術自体の危険性，外科手術法の具体的な説明，術中・術後の合併症，予想される経過，など患者にとっての利益，不利益について客観的な情報を提供して理解を得なければならない。インフォームドコンセントは必ず書面で行い，理解を得た上で署名し，文書はお互いに取り交わすようにする。

6 手術の準備

　開胸手術でも胸腔鏡手術でも，外科手術による異物摘出を予定する場合は必ず肺葉切除まで可能な態勢を整える必要がある。異物を摘出するだけという安易な考えは危険である。肺動脈損傷などの危険性もあるので場合によっては輸血の準備も必要になる。

III 準備する機器

- 手術器具は肺葉切除を行う呼吸器外科手術に準ずる。
- 気管支ファイバースコープは全身麻酔での挿管チューブの種類により細径気管支鏡，通常径の気管支鏡を準備する。
- 異物の存在部位の特定に困難が予想される場合は術中X線透視も準備する。
- 嵌入している異物と同じ物が入手できるなら手術室まで携帯する。異物摘出時の破損や嵌

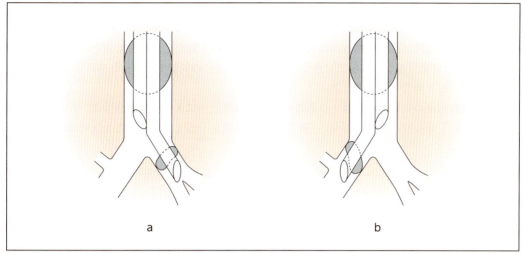

図1 ■ 分離肺換気に用いる double lumen tube
a. 左用：先端は左気管支まで留置されるので異物の位置に留意する。
b. 右用：右上葉支の分岐が気管分岐部に近いために右用チューブでは安全域が狭く的確な留置に困難が多いので左用を使用することが多い。

入の経過中に破砕されているなど，異物がすべて摘出されたのか確認する情報として重要である。
- 異物摘出といえども術中の肺動脈損傷などの出血の危険性が考えられる場合は輸血の準備も怠らないようにする。

Ⅳ 麻　酔

　肺葉切除の可能性がある場合には通常の呼吸器外科手術と同様に左右分離肺換気による全身麻酔が適当である（**図1**）。しかし分離肺換気の場合は挿管チューブの内腔が狭く，気道からの異物摘出の場合に困難が伴う上，術中は細径気管支鏡による観察しかできないので，異物の大きさを考慮し通常径の気管支鏡による観察が必要な場合には通常の気管内挿管による全身麻酔を選択しなければならない。また，異物が中枢に近い場合にも分離肺換気のチューブが異物に接触しないよう挿管チューブと麻酔法の選択を行う必要がある。

Ⅴ 手技の実際

　開胸手術で行うか胸腔鏡手術で行うかは術者の技量，経験などにより選択すべきであり，いずれの手技によっても手術内容が変わらないことが大前提である。異物摘出の場合は触診による異物の確認や周囲組織との状況も重要な情報であり，肺葉切除をすべきか，気管支切開による摘出が可能であるかについて用手的な触診による判断も必要になる。術前の情報から肺葉切除の方針で手術が予定されている場合は胸腔鏡手術でも十分に対応可能である。

1 気管支切開

　異物の部位が特定できれば当該部位の気管支を切開して異物摘出するのが一般的である。気管支切開は膜様部を長軸方向に切開して内腔の異物を観察し，適宜切開を拡大して摘出する（**図2**）。可動性がなく，摘出できない場合は当該部位の気管支を異物と共に管状切除して，気管支の端々吻合を行ってもよい。

　異物摘出後の気管支縫合は4-0あるいは5-0の吸収糸による連続縫合でよいが，結節縫合でもよいし非吸収糸でも問題ない（**表1**）。切開部位をそのまま縫合すると気管支狭窄を生ず

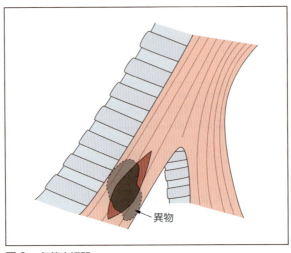

図2 ■ 気管支切開
膜様部を長軸方向に切開して異物を摘出するのが原則である。

			材質	製品名
吸収糸	合成	モノフィラメント	ポリディオキサノン	PDS
			ポリグリコール酸	バイオシン，マクソン
			ポリグリカプロン	モノクリル
		編み糸	ポリグリコール酸	バイクリル，ポリゾーブ，オペポリックス
	天然	モノフィラメント	カットグット	販売中止
		編み糸		×
非吸収糸	合成	モノフィラメント	ナイロン	エチロン，モノソフ
			ポリプロピレン	プロリーン，サージプロ，ネスピレン
			ポリヘキサフルオロプロピレン	プロノバ，モノフレン
			ポリビニリデンフルオライド	アスフレックス
			スチール	サージカルスチール
		編み糸	ナイロン	ニューロロン，サージロン
			ポリエステル	タイクロン，エチボンド，ネスプーレン
	天然	モノフィラメント	×	
		編み糸	シルク（絹糸）	サージカルシルク，ソフシルク

表1 ■ 縫合糸の種類
気管支切開部は吸収糸による連続縫合でよい。結節縫合することもある。縫合糸は編み糸よりモノフィラメント糸が用いられることが多い。非吸収糸を使用しても問題はない。

る可能性があるので，短軸方向への縫合を加えるなどの工夫をして狭窄をきたさないように配慮する。また縫合部からの空気漏れのないように注意することは言うまでもない。

縫合完了時には術中気管支鏡により内腔を観察して狭窄や軸の変位がないことを確認するとよい。また温生食を張って気道を加圧して空気漏れのないことも確認する。気管支切開であっても閉胸時は胸腔ドレーンを挿入することが必要である。

2 肺葉切除

気管支切開による異物摘出ができない場合や末梢肺に気管支拡張や膿瘍による組織の線維化などの不可逆的な肺病変が併発している場合は，肺葉切除が選択される[3,4]。異物の長期間の存在による肉芽腫形成や線維化などにより異物の摘出が困難な場合であっても末梢肺に二次変化のない場合は，できるだけ気管支切開による異物摘出を試みるべきである[5]。異物摘出のための安易な肺葉切除は避けなければならない。異物の位置や末梢肺の二次変化の範囲によっては肺区域切除で対応できる場合もあるので[6]，健常肺の切除範囲は最小限度にとどめるように配慮が必要である。

肺葉切除，肺区域切除ともに呼吸器外科手術の標準的手技で行い，異物摘出に際しての特段の留意点はない。異物の存在により周囲の炎症性変化が高度な場合は気管支剥離，リンパ節剥離などの際に肺動脈損傷に十分な注意をすることは炎症性肺疾患の手術の場合と同様である。

VI 術後処置

肺葉切除を行った場合は呼吸器外科手術後の一般的な術後管理に準ずる。気管支切開による異物摘出の場合は気管支縫合部の空気漏れと狭窄に注意が必要である。縫合部の術後一過性の浮腫による狭窄と末梢の無気肺などが生ずることもあり，術後にステロイド投与などを行う場合もある[7]。

（金子　公一）

●文献

1) Carter R：Bronchotomy：the safe solution for an impacted foreign body. Ann Thorac Surg 10：93-94, 1970
2) 金子公一，赤石亨，中村聡美，他：気管支異物—最近の症例から—．気管支学 27：518-523, 2005
3) 久保和義，長友安弘，宮内俊一，他：限局性気管支拡張症を呈した35年の経過をもつ気道異物の1例．気管支学 34：242-245, 2012
4) Shi KH, Sha JM, Wu JX, et al：Pulmonary lobectomy on delayed inhaled foreign body in adult：a case report. Ann Thorac Cardiovasc Surg 19：475-477, 2013
5) 後藤正司，岡本卓，亀山耕太郎，他：18年の長期経過をたどった気管支内異物による反応性肉芽腫の一例．日呼外会誌 7：146-149, 2003
6) 金子隆幸，米満弘一郎，生田義明，他：気管支異物に対し右S9+10区域切除を行った超高齢者の1例—気管支異物手術例の検討—．日胸 61：553-559, 2002
7) 嶋寺伸一，木村修，加藤久尚，他：右主気管支切開にて摘出した気管支異物の1例．小児科 49：1277-1279, 2008

3章 手技

12 耳鼻咽喉科診療所における異物摘出の実際

I 適応

　耳鼻咽喉科診療所の外来で行える異物摘出術は，その診療所に備えられている機器，術者の技量などにより異なる。
　以下の点を的確に判断し，個々の患者，医師，医療機関に適した異物摘出術の適応と限界を設定し，安全な異物摘出術を診療所で行うことが大切である。

1 異物の部位と性状・形状
　気道（鼻腔，咽頭，喉頭，気管）あるいは食道（口腔，咽頭，食道）のどの部位に，どのような性状・形状の異物が存在するのか。

2 麻酔法
　局所表面麻酔下に摘出できるのか，全身麻酔下の摘出が必要なのか。

3 用いる機器
　軟性鏡下の摘出が可能なのか，硬性鏡下の摘出が必要なのか。

II 前準備

　異物の部位と性状・形状を的確に診断し，適切な手技で，患者に苦痛を与えることなく摘出しなければならない。

1 問診
　異物を嚥下した病歴と嚥下痛があれば異物の存在を強く疑う。患者が咽喉頭異常感を訴える場合は，異物がない場合もある。しかし嚥下するたびに患者が嚥下痛を訴える時は，異物が必ずあると考え精査すべきである。
　異物の位置に関しては患者が咽頭痛や違和感を訴える部位は，左右の側に関してはほぼ一致する場合が多いが，高さに関してはあてにならない場合がある。
　嚥下痛と前頸部痛を訴える場合は下咽頭・頸部食道異物，嚥下痛と前胸部痛を訴える場合は胸部食道異物の存在を強く疑う。

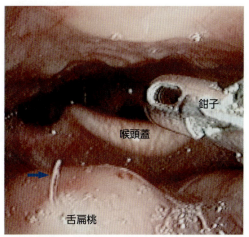

図1 ■ 舌扁桃の微細な魚骨異物（30歳，女性）
局所表面麻酔は行わず経鼻的にビデオエンドスコープを挿入し，生検鉗子で異物を摘出した。魚骨異物（ヒラアジ→）の直径は 0.11 mm であった。

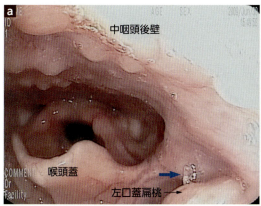 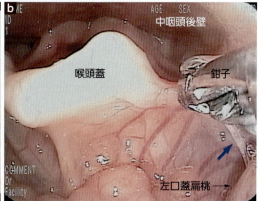

図2 ■ 左口蓋扁桃後面の魚骨異物（9歳，女児）
舌を突出させることで，口蓋扁桃の後面の視野が得られ魚骨異物（アジ→）を観察しやすくなり（**a**），摘出できる（**b**）。

2 視　診

異物の患者が来院し，開口させ口蓋扁桃などに刺さった異物を肉眼的に発見できれば診断は容易である。肉眼で咽喉頭異物が発見できない時は，経鼻的ビデオエンドスコープによる診断が有用である。

3 経鼻的ビデオエンドスコープ（電子内視鏡）検査

a 上咽頭異物

咽頭異物の中で上咽頭異物の頻度は低い。しかし必ず左右の鼻腔から内視鏡を挿入して確認しておかなければならない。

b 中咽頭異物

中咽頭の異物は小さな魚骨が多く，X線検査による画像では診断できない場合が多い。ビデオエンドスコープを用いると微細な異物でも診断できる[1-4]（**図1**）。

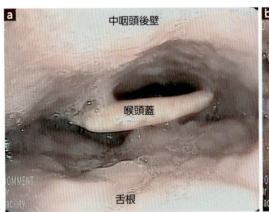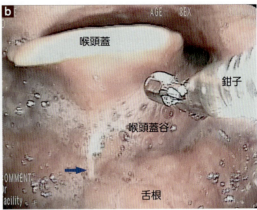

図3 ■ 舌根の魚骨異物（82歳，男性）
舌根の深い部（喉頭蓋谷）の視野が得られない（**a**）場合は，下顎を挙上（頸部後屈伸展位）し，舌を突出させることで，舌根の深い部（喉頭蓋谷）の視野が得られ（**b**），魚骨異物（イサキ➡）を観察しやすくなる。

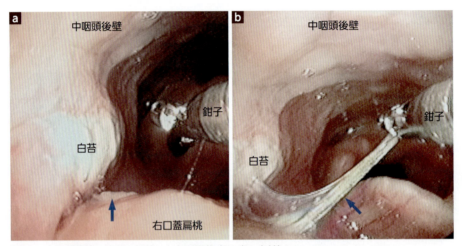

図4 ■ 右口蓋扁桃の後部に埋伏した魚骨異物（32歳，女性）
埋伏した魚骨異物（アジ➡）により形成された粘膜の白苔が中咽頭後壁の粘膜に認められ（**a**），異物の存在が示唆される。局所表面麻酔は行わず経鼻的にビデオエンドスコープを挿入し，生検鉗子で埋伏した魚骨異物（アジ➡）を摘出した（**b**）。

　解剖学的に見えにくい中咽頭の異物をビデオエンドスコープ下に見つけるコツは，まず舌を突出させることで，口蓋扁桃の後面が観察しやすくなる（**図2**）。また下顎を挙上（頸部後屈伸展位）し，舌を突出させることで，舌根の深い部（喉頭蓋谷）の視野が得られ異物を観察しやすくなる（**図3**）。唾液などの分泌液が多いときは，水を飲ませると粘膜の表面が観察しやすくなる。

　埋伏した異物を見つけることはビデオエンドスコープを用いても難しい。診断のコツは中咽頭が嚥下時に収縮する際に，埋伏した異物の粘膜表面にわずかに現れた部分が，相対する粘膜に接触し形成される粘膜の白苔（**図4-a**）が参考になる。内視鏡下では，埋伏した異物を発見するために粘膜の表面を鉗子で触診したり，視野を得るために鉗子で組織を寄せたりする微細な鉗子操作が可能である。

c 喉頭異物

　喉頭異物は比較的大きいのでほとんどの場合はビデオエンドスコープで容易に診断できる

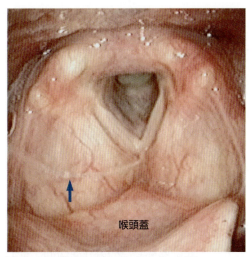

図5 ■ 喉頭前庭の魚骨異物（72歳，女性）
経鼻的にビデオエンドスコープを挿入し，異物把持鉗子で魚骨異物（サバ→）を摘出した。

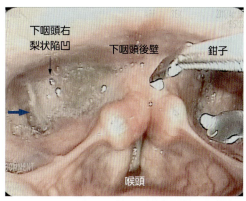

図6 ■ 下咽頭（右梨状陥凹）の魚骨異物（80歳，男性）
下顎を挙上し頸部を左に回旋させ発声をさせると下咽頭の右梨状陥凹の魚骨異物（サバ→）が観察しやすくなる。

（図5）。下顎を挙上（頸部後屈伸展位）することで，喉頭前庭の視野が得られ異物を観察しやすくなる（図5）。

d 下咽頭梨状陥凹・後壁異物

下咽頭の梨状陥凹・後壁に異物があればビデオエンドスコープでも診断できる。

下顎を挙上し頸部を反対側へ回旋させて発声をさせると下咽頭の梨状陥凹・後壁の視野が得られる（図6）。分泌液が多いときには，水を飲ませると粘膜の表面が見やすくなる。

e 下咽頭輪状後部と食道異物

喉頭ファイバースコピーで披裂部に浮腫があれば下咽頭の輪状後部に異物がある可能性が高い。

外径4.1mmの観察用ビデオエンドスコープあるいは外径5.3mmの送気・送水チャンネル付きの細径処置用上部消化管ビデオエンドスコープを坐位で経鼻的に挿入し，下咽頭・食道異物の診断を行うことも有用である。

4 CT検査

a 喉頭異物

埋伏した喉頭異物にはCTが有用である。

b 下咽頭輪状後部と食道異物

頸部X線単純撮影で診断ができる症例もあるが，下咽頭の輪状後部・食道入口部・食道の異物，特に魚骨異物の診断にはCTが有用である。最近は3DCTが発達し，異物と周囲の解剖学的関係が立体的に確認できる。

III 準備する機器

ファイバースコープの発達に伴って，ファイバースコープによる異物摘出術の適応が拡大されてきた。特にビデオエンドスコープは，より精細な画像が得られる。また細径の内視鏡が市販されており，異物の診断と治療に貢献している[1-13]。

近年ビデオエンドスコープのシステムはコンパクトになり，耳鼻咽喉科外来の診療ユニットの横に設置できる。上部消化管用ビデオエンドスコープ（送気・送水・鉗子チャンネル付き）も使用できる（図7）。

1 ビデオエンドスコープ

咽頭・喉頭・気管異物の診断と治療に用いているビデオエンドスコープは，観察用細径ビデオ鼻咽喉スコープ（外径3.7mm，PENTAX）とビデオ気管支スコープ（外径5.1mm，鉗子チャンネル付，PENTAX）である。

下咽頭輪状後部と食道異物の診断と治療に用いているビデオエンドスコープは，フード付きビデオ下咽頭スコープ（フード外径8mm，鉗子チャンネル付，PENTAX）（図8）と上部

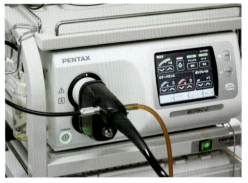

図7 ■ ビデオエンドスコープ（送気・送水・鉗子チャンネル付）のビデオプロセッサ（PENTAX, EPK-i）
ビデオプロセッサは近年コンパクトになり，耳鼻咽喉科外来の診療ユニットの横に設置できる。

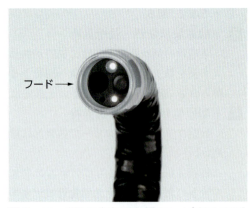

図8 ■ フード付きビデオ下咽頭スコープ（PENTAX）

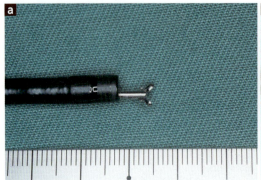
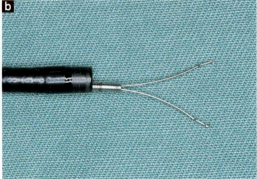

図9 ■ ビデオエンドスコープと異物鉗子
a. 生検鉗子（PENTAX）　b. W字型異物把持鉗子（OLYMPUS）

消化管用処置用ビデオエンドスコープ（外径5.3mm，送気・送水・鉗子チャンネル付，PENTAX）である。

2 鉗　子(図9)

　種々のビデオエンドスコープ用の鉗子があるが，小さな異物に対しては生検鉗子（図9-a）を，比較的大きい異物に対してはW字型異物把持鉗子（OLYMPUS FG-4L）（図9-b）を主に用いている。

IV 麻　酔

　耳鼻咽喉科診療所における異物摘出の麻酔は，局所表面麻酔が主になる（図10）[14]。
　上咽頭，中咽頭，下咽頭梨状陥凹・後壁の異物摘出術には前投薬，鎮静薬による鎮静，局所表面麻酔は必要ない。
　喉頭異物には必要に応じてネブライザーを用いて霧状の表面麻酔剤4％キシロカイン®（4％リドカイン表面麻酔薬）による咽喉頭粘膜の局所表面麻酔を行う[14]とともに，喉頭・気管に4％リドカインを注入し，喉頭気管粘膜の局所表面麻酔も行う。気管異物にはネブライザーを用いて霧状の表面麻酔剤4％キシロカイン®（4％リドカイン表面麻酔薬）による咽喉頭粘膜の局所表面麻酔を行う[14]とともに，喉頭・気管に4％リドカインを注入し，喉頭気管粘膜の局所表面麻酔も行う。
　咽頭反射が強い患者では経鼻的ビデオエンドスコープ挿入による異物摘出術が有用である。中咽頭の小さな異物を経鼻的に摘出する際には，鼻腔粘膜の局所表面麻酔は必ずしも必要ない。しかし喉頭，下咽頭梨状陥凹・後壁の比較的大きい異物を経鼻的に摘出する際には，鼻腔粘膜の局所表面麻酔と粘膜の収縮を行っておく。この場合はボスミン・キシロカイ

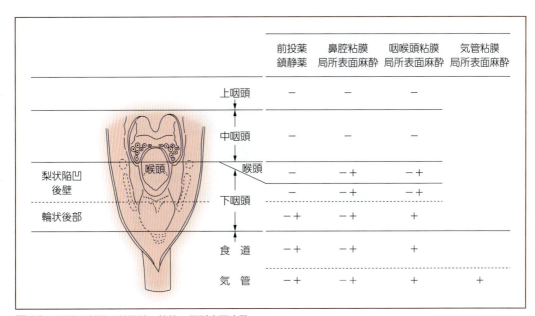

図10 ■ 異物の部位と前投薬，鎮静，局所表面麻酔

ンガーゼ（4%リドカイン表面麻酔薬と0.1%アドレナリン外用液を浸したガーゼ）を15分間鼻腔に挿入する。

　下咽頭輪状後部と食道の異物摘出術には前投薬，鎮静薬による鎮静は必ずしも必要ない。

　下咽頭輪状後部と食道の異物摘出術ではネブライザーを用いて霧状の表面麻酔剤4%キシロカイン®（4%リドカイン表面麻酔薬）による咽喉頭粘膜の局所表面麻酔を行う[14]。咽頭捲綿子や喉頭捲綿子を用いて舌根部と下咽頭梨状陥凹の粘膜の局所表面塗布麻酔を行う。喉頭・気管に4%リドカインを注入し，喉頭・気管粘膜の局所表面麻酔も行うとよい。

　咽頭反射が強い患者では経鼻的ビデオエンドスコープ挿入による異物摘出術が有用である。食道の比較的大きい異物を経鼻的に摘出する際には，鼻腔粘膜の局所表面麻酔と粘膜の収縮を行っておく。この場合はボスミン・キシロカインガーゼを15分間鼻腔に挿入する。

V　手技の実際

1　患者の体位と内視鏡挿入法

　上咽頭・中咽頭・下咽頭梨状陥凹・後壁の異物摘出術は坐位（図11）で行う。

　ビデオエンドスコープの挿入は経鼻，経口のどちらでも良い。咽頭反射が強い患者では経鼻挿入が良い。経鼻挿入では口蓋扁桃の前面が，経口挿入では上咽頭（軟口蓋裏面など），口蓋扁桃の後面が死角になる。

　喉頭・気管の異物摘出術は坐位（図11）あるいは仰臥位で行う。

　ビデオエンドスコープの挿入は経鼻，経口のどちらでも良い。咽頭反射が強い患者では経鼻挿入が良い。

　下咽頭輪状後部と食道の異物摘出術の体位は坐位，仰臥位，側臥位のどの体位でも良い。筆者は坐位（図12-a）あるいは仰臥位（図12-b）でビデオエンドスコープを挿入している。

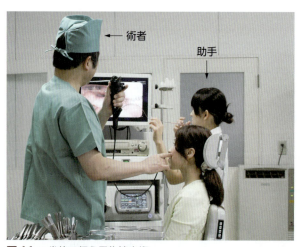

図11 ■ 坐位で行う異物摘出術
術者は内視鏡を操作することで内視鏡の先から出した鉗子を異物に誘導する。助手が行う操作は術者の指示に従って鉗子を開閉させるだけである。

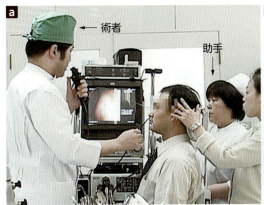
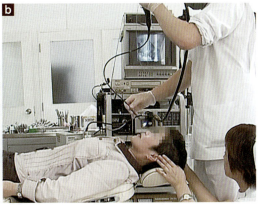

図12 ■ 経鼻挿入によるビデオエンドスコピー時の体位
a. 坐位　**b.** 仰臥位

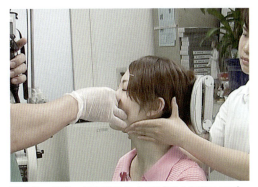

図13 ■ 坐位・経鼻挿入によるビデオ食道スコピー時の頸部の位置

下顎を少し前方に突き出し，スコープを挿入する下咽頭梨状陥凹（図では左）とは反対側（図では右）に頸部を少し回旋する。下咽頭梨状陥凹にスコープを挿入し，内側正中方向にスコープを向け，患者に軽く嚥下させ食道管腔内へ内視鏡先端を落とすイメージで食道の管腔に沿って滑り込ませると，抵抗なく食道内へスコープが挿入される。

特に坐位，半坐位は耳鼻咽喉科医が最も慣れたビデオエンドスコピー挿入時の体位である。また食道挿入時に苦痛が少ない頸部の位置（**図13**）をとりやすい。

ビデオエンドスコピーの挿入は経鼻，経口のどちらでも良い。咽頭反射が強い患者では経鼻挿入が良い。現在用いているフード付きビデオ下咽頭スコープは比較的径が太く経鼻挿入ができないので，経口挿入を行っている。

胃に内容物がある状態（フルストマック：full stomach）では食道へのスコープ挿入は避ける。

2 異物摘出時の鉗子の使い方とコツ

あらかじめビデオエンドスコピーの先端近くまで鉗子チャンネルに鉗子を挿入した後に，ビデオエンドスコピーを経鼻的あるいは経口的に挿入する。術者と鉗子の開閉を行う助手（看護師）は，モニターに拡大された異物を供覧しながら異物摘出術を行う（**図11**）。

異物を確認したら鉗子をさらに挿入し，鉗子をビデオエンドスコピーの先端から一定の距

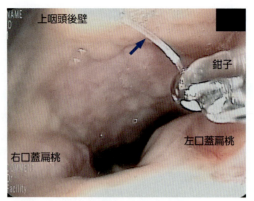

図14 ■ 上咽頭の魚骨異物（8歳，女児）
局所表面麻酔は行わず経鼻的にビデオエンドスコープを挿入し，生検鉗子で上咽頭後壁に刺さった魚骨異物（→）を摘出した。

離出す．術者はスコープの先端を操作することでスコープの先から出した鉗子を異物に誘導する．助手が行う操作は術者の指示に従って鉗子を開閉させるだけである（**図11**）．

　助手（看護師）に鉗子の開閉を指示し異物を把持したら鉗子を少し引き，鉗子で把持された異物をスコープの先端に固定する．異物の落下がないことを確認しながら，異物，鉗子，スコープを一体として咽頭・鼻腔あるいは咽頭・口腔よりゆっくり引き抜く．

3 上咽頭異物摘出術

　ビデオエンドスコープを経鼻的に挿入して，鉗子で異物を把持し摘出する（**図14**）．

4 中咽頭異物摘出術

　異物の大きさによっては，経口的にビデオエンドスコープを挿入し異物摘出術を行う場合もある．経鼻挿入の方が咽頭反射は少なく，スコープが鼻腔で固定されるため摘出操作が行いやすい．局所表面麻酔を行わなくても患者の苦痛はない．

　ビデオエンドスコープによる中咽頭異物摘出術を特に経鼻的に行うと，外来で，局所表面麻酔や鎮静は必要なく，咽頭反射が少なく，患者の苦痛が少なく，短時間（通常は2～3分）で，人手をかけずに，正確で微細で安全な中咽頭異物摘出術が行える[1,4]．解剖学的に見えにくい部位にある微細な異物も観察が可能である[1,4]．また咽頭腔が狭く，患者の協力が得にくく，経口的に異物を摘出することが難しい小児（**図2**）でも異物摘出術が容易である[1,4]．高齢者でも安全に異物摘出術が行える[1,4]．

5 喉頭異物摘出術

　大きい異物に対しては経鼻的ビデオエンドスコープで異物を観察しながら，経口的に異物鉗子で異物を摘出してもよい．

6 気管異物摘出術

　気管異物は比較的小さいので，経鼻的ビデオエンドスコープで異物を観察しながら，異物鉗子で異物を摘出する．

7 下咽頭（梨状陥凹・後壁）異物摘出術

　この部の異物は比較的大きいので異物把持鉗子を用いる。大きい異物に対しては，経鼻挿入した処置用ビデオエンドスコープ下に鉗子で把持した異物を中咽頭まで引き上げ経口的に摘出してもよい。あるいは経鼻的ビデオエンドスコープで異物を観察しながら，経口的に異物鉗子で異物を摘出してもよい。

8 経鼻挿入による下咽頭輪状後部あるいは食道異物へのアプローチ

　中鼻道あるいは下鼻道経由で経鼻的にビデオエンドスコープを挿入する。口を閉じて鼻呼吸をさせると鼻咽腔が拡がり，スコープを楽に挿入できる。

　坐位でのビデオエンドスコープ挿入では，頸部の位置を自在に変えられ，スコープが挿入しやすくなる。頸部を回旋すると回旋した側と反対側（左回旋では右梨状陥凹）の下咽頭梨状陥凹が拡がる（図13）。下顎を少し前方に突き出す頸部の位置（sniffing position）では下咽頭輪状後部が拡がる（図13）。

　下顎を少し前方に突き出し，スコープを挿入する下咽頭梨状陥凹とは反対側に頸部を少し回旋し（図13），スコープを把持する右手の力を抜き（右手はスコープを保持するだけ），患者に軽く嚥下させスコープを食道内へ管腔に沿って滑り込ませる（スコープを押し込むのではなく食道内へ落とすイメージ）と抵抗なく食道内へスコープが挿入される。

9 下咽頭輪状後部あるいは食道異物摘出術

　喉頭蓋喉頭面の後方にスコープを挿入し声門を明視下におく（図15-a, 16-a）。原則として挿入鼻腔と同側のあるいは広い側の下咽頭梨状陥凹にスコープを挿入する。軽く口を開けゆっくりと口呼吸させると患者の咽頭の力が抜ける。下咽頭梨状陥凹にスコープを挿入し（図15-b, 16-b），内側正中方向にスコープを向け，患者に軽く嚥下させて挿入すると，披裂部内側下部の食道入口部（図16-c）にスコープがスムーズに挿入される。軽く送気を行い，食道を拡張させる（図15-c）と異物を認める（図16-d）。食道入口部直下に異物がある場合は，スコープ挿入時に嚥下とともにスコープの先端が異物を通り過ぎて食道内に挿入されることがある。送気を軽度行って食道内腔を観察しながらスコープを引き抜いてくると食道入口部直下に異物を認める。

　まず食道異物の状態を観察し，ビデオエンドスコープで摘出が可能なのか，硬性内視鏡下の摘出術に変更すべきかを再度確認する。

　異物の頭側の鋭利な部分をビデオエンドスコープ下で明視下におく。異物の端が確認しにくい場合は異物を移動させる。異物の長軸と食道の長軸とが一致するように調節し，異物の頭側の鋭利な部分を鉗子で把持する（図15-d, 16-e）。長い異物の中心部を鉗子で掴んだり，鋭利な部分が食道壁に接する形で異物を把持すると，食道壁を損傷するので注意が必要である。異物を鉗子で把持したら鉗子を引き，異物をスコープの先端あるいはフードの中に固定する。異物の脱落がないことを確認しながら異物，鉗子，ビデオエンドスコープを一体として食道・咽頭・鼻腔あるいは口腔からゆっくり引き抜く。

　食道内腔は呼吸の影響により拡張・収縮を繰り返している。患者にゆっくり大きな呼吸をしてもらい，食道内腔が拡張している時に異物とスコープを一体としてゆっくり引き抜いてくる。フードが付いていない細径ビデオエンドスコープでは，食道入口部が緊張しているときに異物を摘出すると食道入口部に異物が引っ掛かり異物を脱落させたり，食道入口部の粘膜を損傷したりする。これを予防するためには，異物の頭側の鋭利な部分をつかんだら異物を内視鏡の先端によせ異物を確実に把持する。進行方向の異物の面積が最小になるように

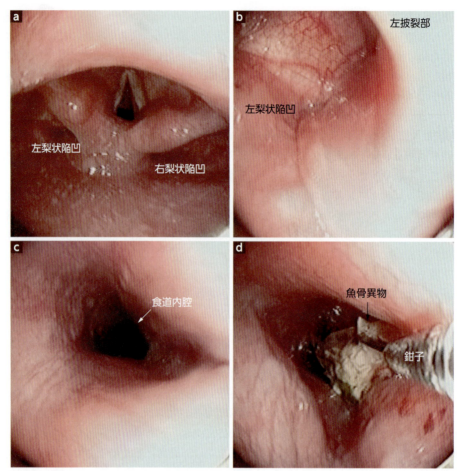

図15 ■ 仰臥位, 経鼻挿入による食道異物 (魚骨) 摘出術 (57歳, 女性)
a. 経鼻的にスコープを挿入し, 喉頭を明視下におく。仰臥位ではモニターの画像が坐位とは上下逆さまになる。
b. 広い側の左下咽頭梨状陥凹にスコープを挿入する。
c. 送気を軽く行い食道を拡張させると食道の内腔を観察できる。
d. 異物の長軸と食道の長軸とが一致するように異物を操作し, 異物の頭側の鋭利な部分を鉗子で把持する。この症例では経鼻的に魚骨異物を摘出した。

(図15-d), また異物の最大直径を解剖学的に広い径に一致させて(図16-e)(例えば食道入口部を通過させる時には, 前額面に一致させる), 食道入口部が弛緩した時に異物とスコープを一緒にゆっくりと引き抜き異物を摘出する。

10 ビデオエンドスコープによる下咽頭輪状後部あるいは食道異物摘出術の利点

- 経鼻挿入を行うと鎮静薬や全身麻酔は用いずに, 咽頭・喉頭粘膜と鼻腔粘膜の局所表面麻酔のみで, 咽頭反射を起こさず, 患者の苦痛は少なく食道異物摘出術が可能である。
- 術者と鉗子を開閉する助手の2人で, 短時間で人手をかけずに食道異物摘出術が行える。
- モニターに大きく写し出された高精細画像を観察しながら, 細径の内視鏡を明視下に挿入でき, 正確で微細で安全な食道異物摘出術が行える。
- 経鼻挿入では異物摘出中に会話が可能である。
- 特に経鼻挿入では粘膜の局所表面麻酔のみで咽頭反射はなく, 呼吸循環動態は安定してお

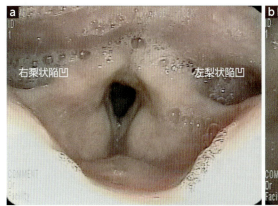
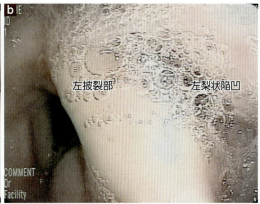
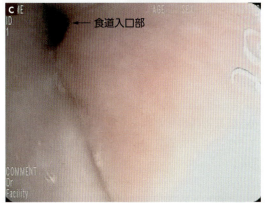
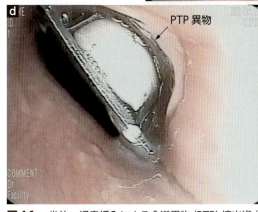
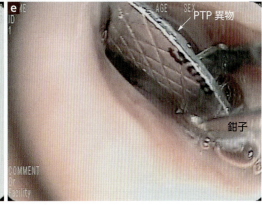

図 16 ■ 坐位, 経鼻挿入による食道異物 (PTP) 摘出術 (71 歳, 男性)
a. 経鼻的にスコープを挿入し, 喉頭を明視下におく.
b. 挿入鼻腔と同側の左下咽頭梨状陥凹にスコープを挿入する.
c. 内側正中方向にスコープを向け, 患者に軽く嚥下させ挿入すると, 披裂部内側下部の食道入口部にスコープがスムーズに挿入される.
d. 送気を軽く行い食道を拡張させると異物を認める.
e. 進行方向の異物の面積が最小になるように, また異物の最大直径を解剖学的に広い径に一致させて (食道入口部を通過させる時には, 前額面に一致させる) 摘出できるような異物の部位を鉗子で把持する. この症例では経鼻的に PTP 異物は摘出できず, 中咽頭まで PTP 異物を引き出してから, 経口的に PTP 異物を摘出した.

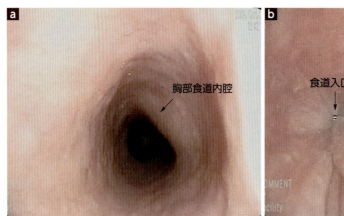
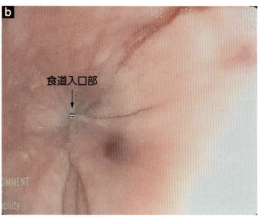

図 17 ■ 食道異物摘出後の食道精査
a. ビデオエンドスコープを再度挿入し，残存異物はないか，粘膜損傷や出血はないか，腫瘍など狭窄をきたす病変がないかなどを確認する。
b. 食道入口部の粘膜は，スコープを抜去時に軽く送気しながら観察する。

り，高齢者でも安全に異物摘出術が行える。自験例の最高年齢は85歳であった。
- ビデオエンドスコープによる食道異物摘出術は，外来日帰りで行える食道異物摘出術の選択肢の一つといえる。

11 ビデオエンドスコープによる下咽頭輪状後部あるいは食道異物摘出術の限界

どの程度の大きさの，どのような形状の食道異物までがビデオエンドスコープで摘出できるかという限界は今後症例を重ねていく必要がある。大きい異物，尖鋭な異物，軟らかい異物などでは，硬性直達鏡下の異物摘出がより安全で確実である。

ビデオエンドスコープと硬性内視鏡の各々の手技に精通し，それぞれの長所をいかし，食道異物摘出術を行うことが大切である。

VI 術後処置

ファイバースコープの普及に伴い内視鏡による併発症・偶発症は少なくなったともいわれている。しかしビデオエンドスコープで食道異物摘出術を行う際にも，硬性鏡と同様に，咽頭・食道損傷[15]の可能性を常に念頭において，安全に異物を摘出しなければならない。

食道異物摘出後はビデオエンドスコープを再度挿入し，残存異物はないか，異物摘出操作による粘膜損傷や出血はないかを確認（**図17-a, b**）する。また腫瘍など狭窄をきたす病変がないかどうかも確認する必要がある。食道入口部の粘膜は，スコープを抜去時に軽く送気しながら観察する（**図17-b**）。重篤な粘膜損傷が確認された場合は，術後数日間は経口摂取を禁止し経管栄養を行い，抗菌薬を投与し，厳重な経過観察を行わなければならない。

（佐藤　公則）

● 文 献

1) 佐藤公則：咽頭・喉頭異物—いかに発見し，苦痛なく，短時間で摘出するか—. 耳・鼻・のどのプライ

マリケア，pp217-223，中山書店，2014
2) 佐藤公則：咽頭・喉頭異物に対する内視鏡の使い方とコツ．JOHNS 26：99-103, 2010
3) 佐藤公則：電子内視鏡による咽頭・喉頭・頸部食道異物摘出術．口咽科 20：269-277, 2008
4) Sato K：Extraction of minute pharyngeal foreign bodies with the videoendoscope. Ann Otol Rhinol Laryngol 112：693-696, 2003
5) 佐藤公則：食道異物—どのような症例を外来で摘出するか—．耳・鼻・のどのプライマリケア，pp261-266，中山書店，2014
6) 佐藤公則：経鼻ビデオエンドスコープによる頸部食道異物摘出術例．日気食会報 58：545-551, 2007
7) 佐藤公則：経鼻上部消化管ビデオエンドスコープによる食道異物摘出術．日気食会報 58：345-350, 2007
8) Sato K, Nakashima T：Office-based foreign-body management using videoendoscope. Am J Otolaryngol 25：167-172, 2004
9) 佐藤公則：食道異物・咽頭食道異物．MB ENT 44：61-66, 2004
10) Sato K, Nakashima T：Office-based videoendoscopy for the hypopharynx and cervical esophagus. Am J Otolaryngol 23：341-344, 2002
11) 佐藤公則，中島格：下咽頭ビデオエンドスコープによる外来日帰り下咽頭・頸部食道異物摘出術．日気食会報 52：270-274, 2001
12) 佐藤公則，中島格：細径処置用下咽頭・頸部食道ビデオスコープの試作．日気食会報 51：439-443, 2000
13) 佐藤公則：食道異物摘出術の実際と留意点．村上泰（監修），イラスト手術手技のコツ 耳鼻咽喉科・頭頸部外科 咽喉頭頸部編，pp385-387，東京医学社，2005
14) 佐藤公則：オフィスサージャリーの局所麻酔 実践耳鼻咽喉科・頭頸部外科オフィスサージャリー．pp18-30，中山書店，2015
15) 佐藤公則，川口壽郎，松岡秀隆：内視鏡による食道・咽頭損傷とその処置．日気食会報 41：292-299, 1990

索 引

あ

アリゲーター把持鉗子　140, 146
アルカリ電池　36, 151
アルゴンプラズマ凝固装置
　　130, 140
アンビューバッグ　61
圧迫壊死穿孔　24

い

イオパミロン®　153
インシデント・アクシデントレ
　ポート　22
インフォームドコンセント　18,
　30, 35, 103
育児支援システム　83
医原性異物　105
意識下鎮静　162
医事紛争　64, 68, 74
胃石　35, 56
胃チューブ　36
逸脱気道ステント　138
異物嵌頓　42, 59
異物誤飲　23, 41, 129
異物咽塞　2
異物診療の変遷　9
異物摘出術の適応と限界　178
異物摘出の歴史　2
異物の統計　9
医療安全　22
医療安全管理部門　22
医療法　30
違和感　118, 178
咽喉頭異常感　178
咽頭期　86
咽頭期嚥下機能　89
咽頭収縮　87
咽頭痛　23, 178

え

エピソード　41, 54, 109, 119,
　124

液体貯留　56
嚥下圧　23
嚥下痛　178

お

オーバーチューブ　15, 25, 27,
　38, 69, 160
オプティカル鉗子　121, 142
オプティカル把持鉗子　140
オブリーク画像　46
オムニパーク®　153
横隔膜高　43
押しピン　105
小野式上部食道鏡　153
小野譲　2, 4

か

カールライネル氏喉頭鉗子
　　111, 115
ガス像　56, 73
カプノメータ　97
ガラス片　23, 35
開胸手術　173
回収ネット　27, 37, 159
外切開　56, 116, 157
下咽頭異物　102, 187
化学火傷　13
可及的救命処置　97
過失相殺　66
画像雑音　48
片肺換気　97
皮付きピーナッツ　62
玩具　12, 81
鉗子付き硬性鏡　103
管状切除　176
乾電池　23, 35

き

キシロカイン®　112
キシロカインビスカス®　111, 112
キュレット鉗子　131, 147

キリアン　2, 6
キリアン式気管支鏡　7
キリアン式直達鏡　2, 6
キルスタイン　4
気管・気管支の攣縮　20
気管異物　124, 186
気管支切開　176
気管支造影検査　5
気管支動脈の増生　132
気管支剥離　177
気管支縫合部　177
気管食道瘻　54, 153
気管切開　20, 61, 94, 173
気管挿管　94, 125
気胸　24, 69
義歯　12, 35
気腫性変化　43, 138
北村マスク　103
気道損傷　173
気道の浮腫　20
吸引用ドレーン　171
球状異物　62
救命措置　80
胸腔鏡手術　173
胸腔ドレナージ　73, 167
胸部CT　44, 129
極量　112
魚骨異物　69, 112, 179
巨大義歯　28
緊急開腹手術　75
筋弛緩薬　62, 96
金属アーチファクト　49

く

クエン酸フェンタニル　141
クスマウル　7
クラウン異物　146
空気漏れ　177
久保猪之吉　2, 6

け

頸動静脈穿通　69
啓発活動　77
経鼻挿入　184, 186
経皮的心肺補助法　94
頸部外切開　69, 72, 168
頸部後屈伸展位　180
頸部膿瘍　25
頸部皮下気腫　25
血管陰影の減弱　43
血管収縮薬　110
限局性透過性亢進　129

こ

コイン　35, 56
コイン型リチウム電池　152
コイン電池　151, 153
ゴム付き把持鉗子　131, 139
碁石　23, 35, 55
誤飲チェッカー　81
硬貨　12, 15
降下性壊死性縦隔炎　73
後期高齢者　85
抗菌薬　68, 123, 149
口腔期　86
高周波凝固装置　130
高周波スネア　130
高出力レーザー装置　140
甲状腺穿通　69
高信号域　51
硬性気管支鏡下　63, 129, 135, 139, 142, 173
硬性気管支鏡システム　120
高速多列面検出器CT　45, 49
高炭酸ガス血症　97
喉頭異物　58, 102, 107, 116, 186
喉頭挙上　87
喉頭痙攣　20, 96
喉頭神経麻痺　98
喉頭脱臼　149
喉頭注入器　111
喉頭展開　20, 126
喉頭微細手術　114
喉頭浮腫　61, 149
高頻度換気　100
高頻度ジェットベンチレータ JP-1™　100
高齢者　35, 37, 54, 85

声門下狭窄　20, 61
五脚鉗子　27
骨類　12

さ

サルコペニア　87
斎藤式直達喉頭鏡　111
佐藤式彎曲型咽喉頭直達鏡　27, 111
左右分離肺換気　175
三脚鉗子　27, 69, 131
三次元データ　49
三位一体　113, 122

し

ジャクソン　2
ジャクソン・小野式食道鏡　153
歯科医療水準　66
歯科材料　41, 49
歯科用治療器具　105
止血用クリップ　39
自己の判断　32
磁石　55, 131
自然核出　21
指掻法　58
耳鼻咽喉科診療所　178
斜断面像　46
周囲血管損傷　173
縦隔陰影　43, 138
縦隔炎　24, 37
縦隔気腫　24, 25, 68, 168
縦隔条件　47
縦隔洞炎　168
縦隔膿瘍　25, 37, 68, 74
術後吻合部狭窄　162
術中X線透視　175
上咽頭異物　112, 186
消化管穿孔　13, 72
少子化社会　77
消防庁調査　10
食塊駆動力　90
食道異物診断　54
食道異物の統計　12
食道潰瘍　74
食道期　86
食道気管瘻　37, 69
食道狭窄　162
食道憩室　54
食道穿孔　23, 54, 68

食道第1生理的狭窄部　23
食道大動脈瘻　37, 74
食道入口部開大　87
食片　12
食物塊　35, 162
処置用2チャンネルスコープ　159
深頸部膿瘍　73
心臓マッサージ法　80
迅速導入　154

す

ステップル　142
ステロイド　123
ステント把持鉗子　140
スネア　27, 130, 159
スリット　98
推定被曝量　48

せ

セカンドオピニオン　32
セボフルラン　96
センターアクション式　61
声門下狭窄　20, 61
声門上器具　94
声門閉鎖　87
生理的狭窄部位　37
舌圧子　110
切開排膿　73
舌下神経麻痺　98
説明と同意　30
尖鋭異物　138
遷延例　51
前期高齢者　85
前胸部痛　178
穿孔　25, 35, 37
全国推計　10
全国調査　10
全静脈麻酔　97

そ

双棘鋲　142, 144
争点　65
組織加重係数　48
損害賠償　64

た

ダイオードレーザー　140
体温計内の水銀　35
代替法　32

大動脈穿孔　69
瀧野賢一　2,5
多断面再構成像　46
多列CT　56
単純X線検査　42,55,102,129,138,168,174
端々吻合　177

ち
チアミラール　96
チェックバルブ機構　42,44,46,129,138
チェルマック氏舌圧子　110
チョークサイン　116
窒息回避　58
窒息事故　79,80
千葉真一　2
注意義務違反　65,74
中咽頭異物　112,186
超音波プローブ　132
超短時間作用性麻薬性鎮痛薬　97
直達喉頭鏡　61,111
直流低電圧　13

つ
爪楊枝　35,56
釣り針　2

て
デクスメデトミジン　141
デジタルサブトラクション像　52
テレスコープ　5,19,120,139
低酸素血症　95
低酸素性脳症　19,58
電子内視鏡　120,179
電池　152

と
トラヘルパー　20
トロンビンの散布　39
透過性亢進　43,138
同手法　43
透明キャップ　160,162,166

な
内視鏡的硬化療法用バルーン　38
軟部組織条件　47

に
肉芽　51,129,132
肉芽形成　132,173
日常生活動作　90
認知期　86

ね
粘膜損傷　24,39,135
粘膜閉鎖　38
粘膜裂傷　37,39

の
膿瘍形成　168

は
パーシャルボリュームエフェクト　49
ハイマン氏麦粒鉗子　110
ハイムリック法　59,80
バスケットカテーテル　27
バスケット鉗子　37,62,131,156
パチンコ玉　35,56
バックアップ体制　18
バルーンカテーテル　15,25,151
バルーンチューブ　15
パルスオキシメータ　97
肺区域切除　177
敗血症　24,37,56
肺血流/換気シンチグラム　52
肺動脈損傷　174
背部叩打法　58,80
肺野条件　47
肺葉切除　174,177
肺理学療法　124,128
把持鉗子　27,139,146,156
針　23,35,100
瘢痕狭窄　27,145,162
判例　68

ひ
ビー玉　35,83
ビームハードニング現象　49
ビデオエンドスコープ　182
非イオン性造影剤　153
皮下気腫　24,72,168
非金属異物　138
鼻用鑷子　110
標的濃度調節持続静注法　97
披裂軟骨の石灰化　55

ふ
フード　15,27,38
フォガティーカテーテル　62,131
プリクラシール　54
ブリューニング式直達鏡　2
フルストマック　55,95,154
フレンケル氏喉頭鉗子　110,115
プロポフォール　96,141
部分体積効果　49
不慮の窒息　86

へ
ペンローズドレーン　171

ほ
ボーラス投与　141
ボタン　35
ボタン電池　12,35,151
ボリュームレンダリング法　47
放射線被曝　48
法的医療水準　18
捕食・咀嚼期　86

ま
マイクロウェーブ凝固装置　140
マギール鉗子　111
マグネットカテーテル　15,151,154
マグネットチューブ　36,37
マッキントッシュ型喉頭鏡　61,111
マニュアルを作成　18
マルチスライスCT　45
前準備　18,21

み・む
ミダゾラム　96,141
無気肺　43,129
無症候性脳梗塞　89
無症状期　119

め
メトラゾンデ　5

も
モーションアーチファクト　48
木片　55
餅異物　59

ゆ
有鉤義歯　25, 37, 39, 68

ら
ラテックスフード　25
ラリンゴマイクロサージェリー　114
ラリンジアルマスク　19, 42, 60, 98, 141

り
リスク回避　22
リスクマネージメント　18, 22
リチウム電池　36, 37, 152
リンパ節剥離　177
利害損失　75
立体画像　47
流涎　153, 158
輪状咽頭筋　87
輪状甲状間膜穿刺　94
輪状軟骨圧迫法　154

れ
レミフェンタニル　97

わ
鰐口把持鉗子　69, 131
彎曲型喉頭鏡　27

A
activities of daily living：ADL　90
Adolf/ph Kussmaul　6
air leak　68
air-Q^{TM}　99
air-Q^{TM}sp　99
Alfred Kirstein　4
APC　130, 140
area detector CT：ADCT　45, 49

B
BIS（Bispectral index^{TM}）　97

C
CアームX線透視装置　140
Chevalier Jackson　2, 4
conscious sedation　162
cricoid pressure 法　154
CT検査　112, 118, 123, 149, 167
CT値　46, 56

D
double contour　153

E
epiglottic elevating bar：EEB　98
$ETCO_2$　97, 141
$ETCO_2$ モニタリング　97, 100

F
FKリトラクター　72
free air　68
Gustav Killian　2, 6
high-frequency jet ventilation：HFJV　100
Holzknecht 徴候　43, 44, 129, 138

I
Intersurgical i-gel^{TM}　99
Intersurgical Solus^{TM}　99

K
kissing ulcer　151

L
LMA Classic^{TM}　98
LMA ProSeal^{TM}　99
LMA Supreme^{TM}　99
LMA^{TM}　98

M
metal artifact reduction：MAR　49
MRI　51, 119
multidetector CT：MDCT　45, 56, 138
multiplanner reconstruction：MPR　46
multislice CT：MSCT　45

N
NBI（narrow band imaging）　114
Nd-YAGレーザー　140

P
percutaneous cardio pulmonary support：PCPS　94
PTP（press through package）　12, 23, 35, 54, 90

R
rapid sequence induction：RSI　154

S
self-pressurized air-Q（air-Q^{TM}sp）　99
side-arm technique　100
sniffing position　187
SpO_2　97, 141
Swivel connector　125

T
target-controlled infusion：TCI　97
total intravenous anesthesia：TIVA　97

V
ventilation bronchoscope　7, 11
V字型把持鉗子　139
V字鰐口型把持鉗子　37

W
WEERDA型拡張式ビデオ喉頭鏡　111
window level（WL）　46
window width（WW）　46
W字型異物把持鉗子　183

X
X線透過性異物　19, 44, 55, 138, 153
X線透視下　37, 145
X線非透過性異物　42, 55, 138

数字
3DCT　47
3D画像　138, 168, 170

気道食道異物摘出マニュアル（動画 DVD 付）
定価（本体 7,500 円＋税）

2015 年 11 月 20 日　第 1 版第 1 刷　発行

編　集　日本気管食道科学会

発行者　古谷　純朗

発行所　金原出版株式会社
〒113-8687 東京都文京区湯島 2-31-14
電話　編集（03）3811-7162
　　　営業（03）3811-7184
FAX　　（03）3813-0288
振替口座　00120-4-151494
http://www.kanehara-shuppan.co.jp/

ISBN 978-4-307-37112-4

© 日本気管食道科学会, 2015

検印省略

Printed in Japan

印刷・製本／永和印刷

|JCOPY| <(社)出版者著作権管理機構 委託出版物>
本書の無断複写は著作権法上での例外を除き禁じられています．複写される場合は，そのつど事前に，(社)出版者著作権管理機構（電話 03-3513-6969，FAX 03-3513-6979，e-mail：info@jcopy.or.jp）の許諾を得てください．

小社は捺印または貼付紙をもって定価を変更致しません．
乱丁，落丁のものはお買上げ書店または小社にてお取り替え致します．

イラストとカラー写真を用いて、わかりやすく解説!!

外科的気道確保マニュアル

日本気管食道科学会 編

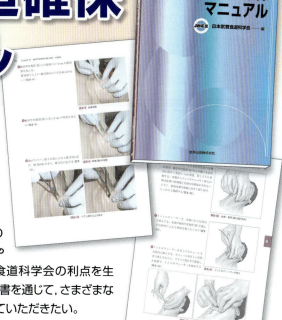

　外科的気道確保の方法として，外科的気管切開術のほか輪状靱帯（膜）穿刺・切開術，経皮的気管切開術などが行われるようになってきたが，解剖・生理の知識不足から生じる合併症や，手技についての知識不足による合併症対応の難渋などが問題となっている。本書は，耳鼻科や呼吸器科など複数の科が混在する日本気管食道科学会の利点を生かし，各科のエキスパートにより作成された。本書を通じて，さまざまな経皮的気道確保術の多面的な知識を身につけていただきたい。

主な内容

1 外科的気道確保とは　気道確保の方法／気道緊急／外科的気道確保の種類

2 頸部の解剖と生理
　　はじめに／頸部の解剖／喉頭の構造と機能／合併症・障害を防止するための喉頭の臨床解剖

3 輪状甲状靱帯（膜）穿刺・切開術
　■輪状甲状靱帯（膜）穿刺・切開術の手技の実際
　　　はじめに／適応／輪状甲状靱帯（膜）穿刺術／輪状甲状靱帯（膜）切開術
　■輪状甲状靱帯（膜）穿刺・切開術に使用されるキット
　　　種類／手技
　■輪状甲状靱帯（膜）穿刺・切開術に伴う合併症
　　　はじめに／合併症各論／対策

4 外科的気管切開術　はじめに／適応／気管切開術の基本的術式／幼小児の気管切開術
　　　術後管理／早期合併症／遅発性合併症

5 経皮的気管切開術　はじめに／適応と禁忌／手技／利点と欠点／経皮的気管切開術の位置付け

付. わが国における輪状甲状靱帯（膜）穿刺・切開術の現状（アンケート結果から）

読者対象　救急救命医，耳鼻科医，胸部外科医，呼吸器外科医，消化器外科医，呼吸器内科

◆B5判　74頁　50図　原色21図　　◆定価（本体2,400円+税）　ISBN978-4-307-20272-5

2009・10

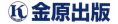**金原出版**　〒113-8687 東京都文京区湯島2-31-14　TEL03-3811-7184（営業部直通）　FAX03-3813-0288
本の詳細、ご注文等はこちらから　http://www.kanehara-shuppan.co.jp/

■ DVD 使用上のご注意
- 本書の付属 DVD は DVD-Video 形式です。DVD-Video 規格に対応したプレーヤーまたはソフトウェアでご覧ください。
- 本書の付属 DVD をご使用になった結果について，著作者および金原出版株式会社，DVD 制作関係者は一切の責任を負いません。

■ 著作権に関して
- 本書の付属 DVD は，私的視聴に用途を限って販売されています。したがって，無断での複製，レンタル，私的使用以外での上映・放送および公衆送信を行うことは法律で禁止されています。

Chapter 1　ADCT による気管支異物の診断

Chapter 2　マスク換気下の喉頭・下咽頭・気管の観察

Chapter 3-1　機材紹介
　　　　3-2　直視下摘出
　　　　3-3　内視鏡下摘出
　　　　3-4　挿入困難時

Chapter 4　PTP 異物摘出

Chapter 5-1　双棘鋲異物
　　　　5-2　40mm の釘異物
　　　　5-3　金属ポスト付きクラウン異物

Chapter 6-1　コインの摘出
　　　　6-2　ボタン電池の摘出

Chapter 7-1　中咽頭異物摘出術
　　　　7-2　喉頭異物摘出術
　　　　7-3　下咽頭異物摘出術
　　　　7-4　下咽頭輪状後部・食道異物摘出術